薬理学

－臨床薬理の基礎から濫用薬物まで－

第 3 版

Pharmacology

－From Fundamentals of Clinical Pharmacology to Drugs of Abuse－

Third Edition

川崎医療福祉大学教授　守屋文夫

Fumio Moriya, Ph.D.

Professor, Department of Nursing

Faculty of Nursing

Kawasaki University of Medical Welfare

第 3 版の序文

　第 2 版を上梓して以来，様々な新しい薬物治療法が世に送り出された。そこで，最新の情報を盛りこんだ第 3 版を出版することとした。構成は，初版，第 2 版と同様に 3 部構成（第 1 部：臨床薬理の基礎，第 2 部：治療薬，第 3 部：濫用薬物）となっている。第 3 版では，特に抗感染症薬，抗がん薬，中枢神経系作用薬，心臓・血管系作用薬，呼吸器系作用薬，物質代謝治療薬について，内容の充実化を意識した。本書が，学生諸君の薬理学の学修や，医療従事者の皆さんの薬理学的知識の確認に役立つことを願って止まない。内容等に関し，読者諸氏から忌憚のないご意見をいただければ幸甚である。

　第 3 版の出版に当たり，初版より出版を担当してくださっている「ふくろう出版」の亀山裕幸氏に心から感謝の意を表する。

　2022 年 2 月

守屋　文夫

第 2 版の序文

　初版を上梓してはや 5 年を迎えた。本書は，医療系学生が効率的かつ効果的に薬理学を学修できる入門書であるが，第一線で活躍されている医療従事者の皆さんが容易に薬理学的知識を確認できる側面も兼ね備えている。

　筆者の所属する大学の看護学生等に対する薬理学講義において，本書を書き込み形式のキーワード集とともに用いることにより，学生の薬理学に対する理解度と学修意欲は確実に上昇した。一方，医療の実践現場においても，知識の確認に本書を利用している，との卒業生からの声も聞こえてきている。これらの実績から，本書を世に送り出した一定の責任を果たすことはできているのではないかと思っている。

　このたび，内容の刷新と充実化を図り，第 2 版を出版する運びとなった。構成は，初版と同様に 3 部構成（第 1 部：臨床薬理の基礎，第 2 部：治療薬，第 3 部：濫用薬物）とした。また，薬物の作用機序を容易に把握できるよう可能な限り単純化した図の改善も行った。さらに，第 9 章ではアレルギー治療薬と抗炎症薬に加え，新たに抗リウマチ薬を取り上げ，その作用機序と副作用について述べた。第 2 版は，学生諸君や医療従事者の皆さんがより一層利用しやすいものになっていると筆者は思っているが，読者諸氏から忌憚のないご意見をいただければ幸甚である。

　第 2 版の出版に当たり，初版の出版を担当してくださった「ふくろう出版」の亀山裕幸氏に再びご尽力いただいた。心から感謝の意を表する。

　　2018 年 2 月

守屋　文夫

初版の序文

　薬物治療は，現代の医療の中核をなすといっても過言ではない。医療の現場で安全かつ有効な薬物治療に役立つ知識を身につけるためには，その基盤をなす薬理学の学習が必須である。しかし，薬理学は，必要最低限とはいえ，数多くの薬物名を覚えなければならない科目であり，医学生，薬学生，看護学生などから敬遠されがちな面がある。また，単なる記憶は苦痛であるばかりでなく，なかなか役立つ知識とはならないであろう。使える薬理学の知識を身につけるためには，系統的な学習が必要である。系統的な学習とは，人体の正常な構造と機能を習得したうえで，生体の分子機構から薬物の作用を理解することである。生体では，様々な機能分子が目的の場所で対応する分子と調和を保って相互作用することにより，正常な機能（健康）が維持されている。その相互作用のバランスが崩れると病的状態となり，薬物はそれを正常化するように働きかける。したがって，薬理学の学習には解剖学，生理学，生化学の知識が不可欠である。

　筆者は，看護学生を始めとする医療系学生に薬理学及び関連科目の講義を行っている。現在，数多くの薬理学教科書が出版されており，それぞれ対象読者が理解しやすいように工夫がなされているが，一長一短がある。そこで講義では，薬物の作用機序を視覚的に把握することで，薬理学の難解なイメージのハードルを低くしつつ効率的な学習ができるよう，オリジナルなプリントを配布して授業を展開してきた。この度，プリントの内容を整理し，本書を作成することとした。

　本書は，3 部構成となっている。第 1 部では，臨床薬理の基礎である薬物の作用様式，体内動態，管理等を述べた。第 2 部では，主要な治療薬を取り上げ，それらの作用機序を中心に解説し，疾患との関連が理解できるように工夫した。

第 3 部では，濫用薬物に関する基礎的事項，薬物濫用による合併症，飲酒及び喫煙の生体への影響について述べた。さらに，付録として，ドーピング禁止薬の種類と生体への影響についても述べた。

　本書は，初学者のための薬理学入門書であるが，既学者に必要とされる知識の確認にも活用できるものとなっている。また，濫用薬物の項目にかなりの紙面を割いた，他に類を見ないユニークなものとなっている。本書が，学生諸君や医師，薬剤師，看護師，その他の医療従事者の皆さんの学習や実務に少しでもお役に立つことができれば，著者にとり望外の喜びである。なお，本書の不備な点等について，読者諸氏から忌憚のないご意見をいただければ幸甚である。

　最後に，本書の出版にご尽力いただいた，ふくろう出版の亀山裕幸氏に心より感謝申し上げる。

　　　2013 年 2 月

　　　　　　　　　　　　　　　　　　　　守屋　文夫

目　次

1　臨床薬理の基礎

2　治療薬

第 11 章　中枢神経系作用薬・・・・・・・・・・・・・・・　*80*

第 12 章　心臓・血管系作用薬 ・・・・・・・・・・・・・・・・・ *99*

第 17 章　物質代謝治療薬 ・・・・・・・・・・・・・・・・・・ *139*

第18章　皮膚科・眼科用薬・・・・・・・・・・・・・・・・ *152*

3　濫用薬物

1

臨床薬理の基礎
Fundamentals of Clinical Pharmacology

第1章
薬物治療と薬物の作用様式

第1節　薬物治療

　ヒトを含む高等動物では，機能の恒常性（ホメオスタシス）を維持するために複雑な調節機構が発達している。病態とは，そのような調節機構が破綻した状態をいう。薬物は，乱れている調節機構に働きかけ，正常な機能を回復させる役割を持っている（図1）。

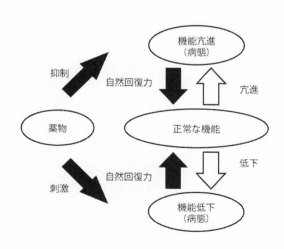

図1　薬物の作用

第1　薬物治療の種類

　薬物治療には，疾病の原因となるものを除去する原因療法，不足したホルモンなどを体外から与える補充療法，痛み，熱などの不快な症状を抑える対症療法，及びインフルエンザワクチン投与，B型肝炎ワクチン投与などの予防療法がある。

　薬物治療での重要なポイントは，①誤薬（薬剤[注1]の取り違えなど）の防止，②治療効果の確認，及び③副作用や有害作用の早期発見とそれらへの対応である。

第2　薬理学

　薬理学とは，薬物と生体との相互作用の結果として起こる現象を研究する科学である。目的により，以下のように分類される。

　1　実際的な面からその対象や目的などによる分類　ヒトの薬物治療に関する内容を扱う臨床薬理学，薬物の有害作用に関する内容を扱う毒性学などがある。

　2　薬物と生体との相互作用の形態による分類　薬物の作用によって起こる生体機能の変化や生体成分の変動とその原因を研究する薬力学，薬物の体内動態（薬物の吸収，分布，代謝，排泄など）を研究する薬物動態学などがある。薬力学は，薬物が生体に及ぼす作用を扱い，薬物動態学は，生体が薬物に及ぼす作用を扱うことになる。

　3　実験・研究手法レベルによる分類　薬物の分子構造による作用を考究する分子薬理学，実験動物を使用して薬物による行動変容を見る行動薬理学，免疫系に対する薬物の作用を解明する免疫薬理学，薬物代謝酵素の多型による薬理作用の発現の相違を追求する薬理遺伝学などがある。

　4　対象臓器別による分類　神経薬理学，循環薬理学などがある。

第3　薬理作用

　薬理作用とは，薬物が生体に及ぼす作用のことである。興奮作用と抑制作用，直接作用と間接作用，急性作用と慢性作用，選択作用と一般作用，主作用と副

作用がある。

　薬物治療の核となるのは，興奮作用と抑制作用である。生体の機能を促進（興奮）させたり，逆に抑制することにより生体機能を正常方向に向かわせる。

　直接作用とは，目的臓器の機能を直接に変化させることで，間接作用とは，他の臓器の機能変化の結果として目的臓器の機能が調整されることである。

　薬物の投与後直ちに表れる作用を急性作用といい，投与後しばらくして現れる作用を慢性作用という。

　選択作用とはある臓器又は機能だけに作用することで，一般作用とは薬物が吸収されて全身的に作用が表れることである。

　主作用とは治療に利用される薬理作用のことで，副作用とは通常の使用量で発現する，治療に関係ない薬理作用のことである。一般に，副作用は生体にとって有害（不都合）なものを指すことが多いが，それが他の疾患の治療に有用なこともある。例えば，アレルギー疾患の治療に用いられる抗ヒスタミン薬のジフェンヒドラミンは，強い眠気を引き起こすことから，その副作用を利用して睡眠改善薬としても用いられている。薬物の過量投与により主作用が増強されて生体機能が障害される状態や，本来の有害作用が重篤となって発現する状態を中毒という。

第4　薬物の作用点

　生体内には数多くの生体活性物質を特異的に結合させるタンパク質が存在し，それらは受容体と呼ばれる。受容体の多くは細胞膜に存在し，薬物はそれらに結合して薬理作用を発揮する。薬物受容体は，生体高分子複合体として複雑な構造と固有の機能を有している（伝統的な薬物受容体）。広義には，薬物が結合して何らかのシグナルを発揮する生体高分子（酵素，DNA など）も受容体に含める。

　伝統的な薬物受容体の種類と本来結合する生体分子は以下のとおりである。

　①　チャネル[注2]結合型受容体：興奮作用を有するアセチルコリン，抑制作用を有するガンマアミノ酪酸（GABA[注3]）。

　②　Gタンパク質共役型受容体：ノルアドレナリン，アドレナリン，ドパミ

ン，その他多くのホルモン。

③ チロシンキナーゼ型受容体：インスリン，サイトカイン，増殖因子。

④ 核内受容体[注4]：ステロイド。

以上の受容体の概要を図2に示す。

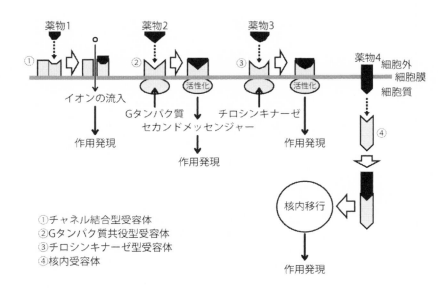

①チャネル結合型受容体
②Gタンパク質共役型受容体
③チロシンキナーゼ型受容体
④核内受容体

図 2 伝統的な薬物受容体

第5 薬物の受容体への作用の仕方による分類

受容体に結合しシグナルを伝達するものを刺激薬，作動薬又はアゴニストといい，受容体に結合しシグナル伝達を阻害するものを遮断薬，拮抗薬又はアンタゴニストという。

同一受容体に結合する複数の薬物を同時に投与したとき，（同時投与時の薬理作用）＞（各薬理作用の和）となる場合を相乗作用といい，（同時投与時の薬理作用）＝（各薬理作用の和）の場合を相加作用という。

第 6　薬物の投与量と薬理反応

　動物に薬物を投与したときの投与量（対数目盛）と薬理効果（普通目盛）を
グラフにプロットすると，右に湾曲した曲線となる。これを用量反応曲線（図
3）という。50%に効果がみられる量を ED_{50} [注5)]という。同様に，投与量と致死
効果をグラフにプロットすると，右に湾曲した曲線が得られる。50 %が死亡す
る量を LD_{50} [注6)]という。LD_{50} と ED_{50} の比（LD_{50}/ED_{50}）を治療指数といい，そ
の値が大きいほど安全な薬物である。

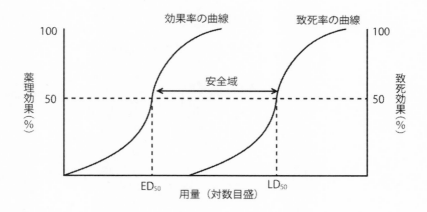

図 3　用量反応曲線

【注　解】

1）薬（ヤク）とは薬理活性を発現する化学物質（薬物）そのものを指し，剤（ザイ）と
　は製剤加工が施され，実際に使用されるものを指す。

2）ナトリウムイオン，クロライドイオンなどの通路である。

3）gamma-aminobutyric acid：省略形の GABA は，ギャバと読む。

4）細胞質に存在し，細胞膜を透過してきたステロイドが結合すると，核内に移行して遺
　伝子の発現を調整する。

5）effective dose 50 （50%有効量）

6）lethal dose 50 （50%致死量）

第 2 章
薬物の体内動態

　薬物の体内における動きや変化（体内動態）を把握することは，より適切な薬物治療のために欠かせない。薬物の体内動態は，薬物の血液中の濃度（血中濃度）を測定することにより明らかにすることができる。薬物の体内動態を規定する因子には，薬物の投与部位からの吸収，体内分布，代謝及び排泄がある。

第 1 節　薬物の吸収

　吸収とは，薬物が投与部位の消化管などから血液中に入ることをいう。薬理効果が発現するためには，薬物が投与部位から吸収され，作用臓器に到達する必要がある。

第 1　薬物の投与方法

　1　**経口投与**　最も利用頻度の高い投与方法である。薬物は，消化管，門脈，肝臓を経て全身循環に入る。経口投与された薬物は，全身循環に入る前に消化管粘膜と肝臓で一部代謝分解されて効力を失う。これを初回通過効果という。薬物の投与量に対する有効吸収量の割合を生物学的利用率（バイオアベイラビリティー）という。

　2　**静脈内投与（静脈内注射）**
　薬物が直接血液中に入るため初回通過効果を受けず，有効な薬理作用が直ち

に発現する。

3　点滴による静脈内注射（点滴静注）　薬物の有効血中濃度を長時間維持することができる。

4　動脈内投与（動脈内注射）　投与動脈支配下の組織に薬物を有効に到達させることができ，血管造影や抗がん薬の投与ルートとして利用される。

5　筋肉内投与（筋肉内注射）　薬物は初回通過効果を受けることなく，比較的速やかに全身循環に移行する。

6　皮下投与（皮下注射）　薬物が徐々に静脈内に移行するので即効性は期待できないが，作用が持続する。

7　吸入　気管支粘膜からの薬物の吸収は速やかであり，静脈内投与と同程度の即効性が期待できる。

8　皮膚塗布・貼付　薬物の吸収が緩徐であるため，長時間安定した治療濃度を維持することができる。

9　直腸内投与　薬物の吸収が速やかである。直腸下部の静脈は門脈に移行することなく，直接下大静脈に入る。そのため，薬物は初回通過効果を受けず，生物学的利用率が高い。

10　点眼・点鼻・膣内投与　局所作用を目的としたものである。

11　舌下投与　錠剤を舌下で溶解させ，薬物を口腔粘膜から吸収させる。初回通過効果を受けることなく，速やかに薬効が発現する。狭心症治療薬のニトログリセリンは，経口投与では初回通過効果により薬効を期待できないので，舌下投与される。

　一般に，同一の薬物を同量だけ投与したときの薬理作用の発現は，静脈内投与＞直腸内投与＞筋肉内投与＞皮下投与＞経口投与の順である。それら投与ルートにおける最高血中薬物濃度に至る時間は，薬理作用の発現が最も早い静脈内投与では投与終了直後であり，最も遅い経口投与の場合には多くの薬物が0.25〜4 時間である。投与ルートによる血中薬物濃度の推移の相違を，模式図として図4に示す。

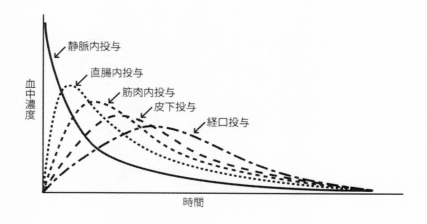

図 4　薬物の投与経路と血中濃度の推移

第 2　薬物の消化管吸収

　細胞膜は脂質二重膜の構造（図 5）となっており，脂溶性（油に溶けやすい性質）の物質を通過させる性質を持っている。多くの薬物は，小腸の上部（十二指腸や空腸）で脂溶性となり，粘膜の細胞膜に溶け込みながら受動拡散[注1]により吸収される（図6）。分子量の大きな薬物の一部には，トランスポーター[注2]によって細胞内に運ばれるものもある。

　脂溶性の薬物は細胞膜に溶け込み吸収効率がよいが，水溶性（水に溶けやすい性質）の薬物は細胞膜に溶け込めず吸収効率が悪い。薬物には，pH が変化すると物理化学的性質（脂溶性を示したり水溶性を示したりする性質）が変化するものがある。酸性で脂溶性を示すものを酸性薬物，アルカリ性で脂溶性を示すものを塩基性薬物（多くの医薬品がこの性質をもつ），pH に関係なく脂溶性を示すものを中性薬物という。消化管の pH は，胃が 2〜4，小腸が 6〜8 であり，十二指腸や空腸においては塩基性薬物の吸収効率がよい。

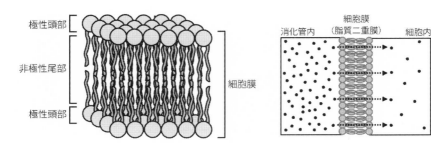

図 5　脂質二重膜の構造

図 6　脂溶性薬物の
受動拡散による吸収

第 2 節　薬物の体内分布

薬物の体内分布とは，薬物が血管内から組織に移行することをいう。多くの薬物は，血液中でアルブミン，α_1-酸性糖タンパク質，リポタンパク質といった血漿タンパク質と，静電気力や吸着により非特異的に結合している。その結合は強固なものではなく，常に結合したり離れたりしている。血漿タンパク質に結合した状態の薬物を結合形，結合していない状態の薬物を遊離形という。遊離形の薬物は，毛細血管の細孔（内皮細胞と内皮細胞の隙間）を通過して組織に移行できる（図7）。

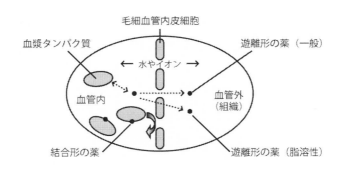

図 7　薬物の組織への移行

　結合形の薬物は，サイズが大きく組織に移行できないので薬理作用を表わさないが，肝臓での代謝を受けにくく，遊離形の薬物の供給源になるという特徴を有している。

第1　臓器バリアー

　薬物は，投与されたのちに多くの組織に速やかに分布するが，脳，胎盤及び精巣には関門が存在するため，その分布が制限されている。

　1　血液脳関門　毛細血管内皮細胞の隙間がなく，脂溶性の高い薬物のみが通過できる構造になっている。一部の薬物に対し，ABC（ATP-binding cassette）トランスポーター[注3]による薬物排出機構が存在する。

　2　血液胎盤関門　血液脳関門の通過に必要とされるほど脂溶性は高くなくても薬物は通過できる。一部の薬物に対し，ABCトランスポーターによる薬物排出機構が存在する。

　3　血液精巣関門　関門の厳しさは，血液脳関門と血液胎盤関門の中間である。一部の薬物に対し，ABCトランスポーターによる薬物排出機構が存在する。

第3節　薬物の代謝

第1　肝臓における薬物の代謝

　脂溶性の薬物は，主に肝臓で代謝を受けて水に溶けやすい親水性の構造となる。代謝には，薬物の酸化，還元，加水分解を行う第1相代謝反応と，同代謝反応により生じた代謝物又は元の薬物にグルクロン酸，硫酸，グルタチオン，アミノ酸などを結合させ，それらの抱合物を形成する第2相代謝反応がある。

　1　第1相代謝反応　細胞の滑面小胞体に存在するチトクロームP450（CYP[注4]）による酸化反応が特に重要である。CYPには20種類以上の型（ファミリーという）が存在し，基質特異性（薬物に対する選択性）は低い。主要なものとしては，含有量が多い順にCYP3A4，CYP2C9，CYP2E1，CYP1A2，CYP2D6，CYP2C19がある。CYPには遺伝的多型が存在し，ヒトにより代謝活性が異な

ることがある。日本人において遺伝的多型に注意すべき CYP は，CYP2C9，CYP2D6，CYP2C19 である。脂溶性の高い薬物を長期に投与すると，CYP の量が増し薬物代謝活性が亢進する。一般に，第 1 相代謝反応により薬理活性がなくなるか減弱されるが，薬物によっては薬理作用が強くなるものや変化しないものもある。

　　2　第 2 相代謝反応　　より水溶性が増大し，尿中や胆汁中へ排泄されやすくなる。

第 4 節　　薬物の排泄

第 1　尿中への排泄（図 8）

　尿中への薬物の排泄は，まず糸球体ろ過により行われる。分子量がタンパク質よりも小さな血液中の成分は糸球体でろ過されるので，血漿タンパク質と結合していない薬物及びその代謝物は問題なくろ過される。腎臓の機能が低下すれば，当然ながらろ過量も減少する。

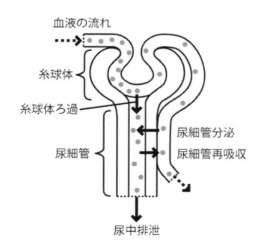

図 8　腎臓での薬物の排泄

　一部の薬物は，ABC トランスポーターによって尿細管から尿中に能動的に排泄される（尿細管分泌[注5]）。

　糸球体でろ過された脂溶性の高い薬物は，尿細管細胞膜に溶け込み受動的に再吸収される（尿細管再吸収[注6]）。脂溶性の性質は，尿の pH により変化する。第 2 相代謝反応により抱合体となった代謝物は再吸収されない。

第2　胆汁中への排泄

　ある程度の極性と脂溶性を有し，一定以上の分子量をもつ薬物やその代謝物は，胆汁中に排泄されやすい。脂溶性の薬物が第 2 相代謝反応によりグルクロン酸抱合を受ければ，極性[注7]をもった代謝物となり，かつ分子量も増大するので，胆汁中への排泄が促進される。胆汁中への薬物代謝物の排泄には ABC トランスポーターが関わっている。

　胆汁中へ排泄された薬物やその抱合体は，腸管から再び吸収されることがある。これを腸肝循環という（図9）。抱合体は，腸管内で腸内細菌の酵素などによって切断され，抱合前の薬物や代謝物の形に戻り，腸管から再吸収される。

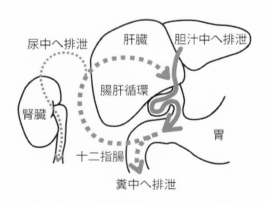

図 9　腸肝循環の概要

第3　その他への排泄

　揮発しやすい薬物は，肺から呼気へ排泄される。その他，薬物は唾液腺から

唾液，汗腺から汗，涙腺から涙，乳腺から母乳へも排泄される。

第5節 薬物の血中濃度

薬物は，血液循環により標的臓器の受容体に到達する。薬物の血中濃度が高いほど，標的臓器への薬物到達量も多くなることから，血中濃度から薬物の効果を推定することができる。

一般に，経口投与や静脈内投与された薬物の血中濃度曲線は，横軸を時間（普通目盛），縦軸を血中濃度（対数目盛）としたグラフ上に描いてその解析が行われる。薬物の投与後，血中濃度は最高値を迎えたのちに一時的に急速に低下[注8]し，その後緩やかに一定の速度で低下[注9]する（図10）。薬物を静脈内投与したときに得られる緩やかな低下部分において，ある濃度の半分に低下するのにかかる時間を半減期という（図10）。

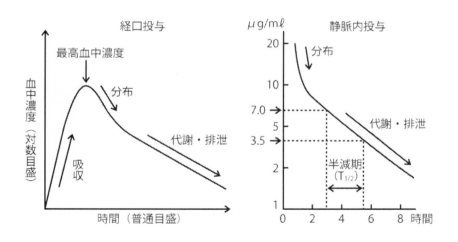

図 10 薬物の血中濃度曲線

　半減期の長い薬物は，作用時間も長くなる。薬物の効果が表れる最も低い濃度を最小有効濃度，最も高い濃度を最大有効濃度といい，両者の濃度範囲を治療域という。最大有効濃度以上を中毒域，最小有効濃度以下を無効域という。薬物の血中濃度を測定し，その有効性を評価する方法を治療的薬物モニタリング（TDM [注 10]）という。一定量の薬物を繰り返し経口投与したとき，その投与間隔が半減期の 5 倍以上であれば，常に一定の血中濃度曲線を描き，体内に薬物が蓄積することはほとんどない。一方，投与間隔が短い場合には，体内に薬物が徐々に蓄積され，そのうちに，血中濃度がある一定の濃度範囲で上下しながら推移していくようになる。その状態を定常状態という。半減期の間隔で連続投与すると，4 回目の投与で定常状態に達する。

【注　解】

1）濃度勾配に従った拡散，すなわち高濃度から低濃度への移動である。

2）薬物を特異的に通過させるタンパク質。

3）ATP（adenosine triphosphate）水解エネルギーを利用し，侵入した薬物をくみ出す。

4）cytochrome P450：省略形の CYP は，シップと読む。

5）エネルギーを利用し，薬物濃度の低い血液中から薬物濃度の高い尿細管内の尿中へ，濃度勾配に逆らって排泄される。

6）エネルギーを使用せず，薬物が濃度勾配に従って輸送される。

7）分子内の電子の偏りである。水分子は極性を有しているため，極性のある物質は水に溶けやすい。

8）薬物の分布時期である。

9）薬物の代謝・排泄時期である。

10）therapeutic drug monitoring

第3章
薬理効果に影響する諸因子

第1節　薬理効果に影響する生体側の因子

第1　体重

　吸収された薬物は，体内に広く分布する。この分布に影響する大きな因子は体重である。体重が重くなれば，それだけ薬物が分布する組織の量が多くなり，作用部位での有効薬物濃度が低くなるため，投与量を増加しなければならない。薬物が分布しうる仮想の体容積として分布容積[注1]（単位：ℓ/kg）が用いられる。成人では，薬物の投与量は体重1 kgあたりの量を基に決定される。

第2　年齢

　1　**高齢者**　肝臓重量と肝血流量が低下し，薬物の代謝能が低下する。また，ネフロンの数と腎血流量が低下し，薬物と代謝物の排泄能が低下する。同一体重の成人に同量の薬物を投与した場合より，血中薬物濃度が高くなる。また，ベンゾジアゼピン系の鎮静薬に対する中枢神経系の感受性が増大するので，その作用が強く発現する。そこで，65歳以上の高齢者では，成人量の1／3〜1／2から開始して漸増させ，至適な投与量を決めるのがよい。

　2　**小児**　成長過程により大きく異なる。

　(1)　**新生児**　肝機能と腎機能の未熟性から，薬物の血中半減期が延びる。また，血漿タンパク質の濃度が低く，遊離形の薬物の血中割合が大きくなる。細胞外液の割合が体重の30〜40%と大きく，薬物の分布容積が大きい。

(2)　**乳児**　肝機能と腎機能は高まってくるが，依然として不十分である。

(3)　**幼児・学童**　1 歳以上になると，肝機能，腎機能ともに成人レベルに達する。しかし，成人に比較して細胞外液の割合が大きく，薬物の分布容積は大きい。体表面積は細胞外液量に相関している。

　小児の薬物投与量の算出式には，年齢を基準としたアウグスベルガーの式〔小児の薬物投与量＝成人の薬物投与量×（年齢×4＋20）／100〕，体重を基準としたクラークの式，体表面積を基準としたクラウフォードの式などがある。簡便なハルナックの表によれば，成人量を 1 とした場合に，新生児は 1/8，生後 3 ヵ月児は 1/6，生後 6 ヵ月児は 1/5，1 歳児は 1/4，3 歳児は 1/3，7 歳 6 ヵ月児は 1/2，12 歳児は 2/3 である。

第 3　肝薬物代謝酵素等の遺伝的多型

　CYP には，遺伝的多型（同じタイプの CYP でも，遺伝子のわずかな相違でタンパク質構造が若干異なり，それにより酵素活性が異なるもの[注2]）が存在する。活性がほとんどない CYP をもつヒトを poor metabolizer（PM），活性が減少している CYP をもつヒトを intermediate metabolizer（IM）という。例えば，日本人における CYP2C19 と CYP2D6 の PM の割合は，それぞれ約 20%と約 1%である。CYP2C9 にも PM が存在するが，薬物により活性が異なる。

　薬物が結合する受容体などにも，遺伝子のわずかな相違によるタンパク質構造の変化[注3]が認められる。薬物との親和性が異なるため，薬理効果の発現が一様でない。

第 2 節　薬理効果に影響する薬物側の因子

第 1　連用

1　**生体の耐性形成**　薬物を繰り返し使用していると，期待した効果が得られなくなる。所期の効果を得るためには，投与量を増大しなければならない。このような現象を耐性という。催眠薬，麻薬性鎮痛薬などで著明である。薬物代

謝酵素の誘導，受容体の減少や感度の低下などが主な原因である。

2　耐性菌の出現　抗生物質を安易に使い続けていると，それに抵抗力を示す耐性菌が出現し，その抗生物質や同類の抗生物質が効かなくなる。そのような耐性菌として臨床上問題となっているものに，メチシリン耐性黄色ブドウ球菌（MRSA [注4]），バンコマイシン耐性黄色ブドウ球菌（VRSA [注5]），カルバペネム耐性腸内細菌科細菌（CRE [注6]），多剤耐性結核菌，多剤耐性アシネトバクター，NDM1 [注7]活性をもつ多剤耐性大腸菌などがある。

第2　薬物相互作用

1　薬物の消化管吸収における相互作用

（1）**pH 変化**　制酸薬により pH が上昇し，解熱鎮痛薬のアスピリンの吸収が促進される。

（2）**吸着**　陰イオン交換樹脂のコレスチラミンへ，抗血液凝固薬のワルファリンが吸着される。

（3）**複合体形成**　カフェインは，解熱鎮痛薬のサリチルアミドと不溶性の複合体を形成し吸収されにくくなる。

（4）**キレート[注8]形成**　テトラサイクリン系抗生物質やニューキノロン系抗菌薬は，カルシウムイオン，アルミニウムイオン，マグネシウムイオン，鉄イオンなどとキレートを形成し，吸収されなくなる。牛乳，制酸剤，鉄剤との併用は不可である。

（5）**胃排出速度の上昇**　消化管運動亢進薬のメトクロプラミドは，胃排出速度を上昇させ，様々な薬物の吸収を促進する。

（6）**胃排出速度の低下**　抗コリン作用薬や麻薬性鎮痛薬は，胃腸の運動を抑制し，併用薬の吸収を妨げる。

（7）**小腸粘膜の P 糖タンパク質[注9]の阻害**　抗真菌薬のイトラコナゾールなどは，P 糖タンパク質を阻害し，同タンパク質による強心薬のジゴキシンなどの小腸内への排泄を阻害する。

2　薬物の体内分布に関する相互作用　組織に分布できる薬物は遊離形である。アルブミンなどの血漿タンパク質と結合した薬物は，より結合力が強い他

の薬物が投与されると，置換されて遊離形が多くなり，より薬理効果が高められると考えられる。しかし，遊離形の上昇は一時的なもので，臨床的にはほとんど問題とならない。アスピリンなどの消炎鎮痛薬により，抗血液凝固薬のワルファリンのタンパク結合率が低下し，ワルファリンの作用が増強されるといわれてきたが，それはアスピリンの抗凝固作用が加わったにすぎない。

3　薬物代謝に関する相互作用

　(1)　**酵素誘導**　抗てんかん薬のフェニトインやフェノバルビタール，抗結核薬のリファンピシンやイソニアジドなど，多くの薬物の投与により肝ミクロソームの CYP が誘導されてその活性が高まり，併用薬の代謝が促進される。ハーブとして使用されるセント・ジョーンズ・ワート[注10]は，CYP3A4 というタイプの CYP を誘導し，それにより代謝される薬物の血中濃度を低下させる。

　(2)　**酵素阻害**　消化性潰瘍治療薬のシメチジンにより，数種の CYP が阻害され，併用薬の代謝が抑制される。また，ミコナゾール，イトラコナゾールはCYP3A4 を阻害するため，同酵素で代謝される薬物の作用が増強される。食品のグレープフルーツ・ジュースは，消化管の CYP3A4 を阻害し，併用薬の生物学的利用率を上昇させる。

4　薬物の排泄に関する相互作用　

ABC トランスポーターによる抗生物質のペニシリンやセファレキシンの尿細管からの排泄は，痛風治療薬のプロベネシドによって強く阻害される。

5　薬力学的薬物相互作用　

標的部位での薬物感受性の変動により，薬理効果が増強されたり，逆に減弱されたりする。

　(1)　**ビタミン K とワルファリンの併用**　ワルファリンの血液凝固能が阻害される。納豆はビタミン K を豊富に含んでいるので，ワルファリン投与患者には禁忌である。

　(2)　**強心薬のジゴキシンと利尿薬の併用**　利尿薬により血中カリウム濃度が減少し，ジゴキシンの作用が増強される。

　(3)　**血糖降下薬と交感神経 β_2 受容体遮断薬の併用**　交感神経が興奮すると糖が新生される（血糖値が上昇する）。交感神経 β_2 受容体遮断薬により糖新生が阻害されるため，血糖降下薬の作用が増強される。

　なお, 多剤併用により有害な作用が発現する状態をポリファーマシーという。

【注　解】

1） 分布容積が大きい薬物ほど血管内から組織に移行しやすいということになる。

2） 同じ酵素作用をもつのでアイソザイムという。

3） 同じ機能をもつのでアイソフォームという。

4） methicillin-resistant Staphylococcus aureus

5） vancomicin-resistant Staphylococcus aureus

6） carbapenem-resistant Enterobacteriaceae

7） New Delhi metalo-beta-lactamase 1

8） 金属イオンに薬物などの分子が配位したもの。

9） ABC トランスポーターの一つである。

10） セイヨウオトギリソウのこと。

第4章
薬物による有害事象

第1節　薬物の有害作用

第1　一般有害作用の発現機序

1　**異なる組織に分布する同一受容体への薬物の結合**　統合失調症治療薬が，脳に広く分布するドパミン受容体（D_2受容体）に結合することにより，パーキンソン症候群[注1]を発症する。

2　**受容体に対する薬物の低選択性**　交感神経の β_1 受容体を遮断する薬物により不整脈を治療する際に，β_2 受容体が同時に遮断されて気管支喘息を発症する。

3　**薬物による酵素阻害**　消炎鎮痛薬により，シクロオキシゲナーゼ（COX[注2]）が阻害され，胃潰瘍などを発症する。

4　**過量投与により起こる中毒**　主作用や副作用が強くなり，生体機能が障害される。

5　**肝・腎障害**　肝障害による薬物の代謝抑制，腎障害による薬物の排泄抑制により，薬物の血中濃度が上昇する。

6　**薬物相互作用**　併用薬により，肝臓の薬物代謝酵素や尿細管の ABC トランスポーターが阻害され，薬物の血中濃度が上昇する。

7　**アレルギー**　薬物が血漿タンパク質と結合し，それが異物（抗原）として認識されると，体内で抗体が産生されるとともに抗原特異的な T リンパ球が増殖し，次回の薬物の投与時に免疫反応（アレルギー反応）を引き起こす。免疫

反応にはⅠ型（アナフィラキシー），Ⅱ型（細胞障害型），Ⅲ型（免疫複合体型），Ⅳ型（細胞性免疫反応）があり，様々な有害作用が表れる。特にⅠ型のアナフィラキシーは，抗生物質，消炎鎮痛薬，局所麻酔薬などで起こりやすく，蕁麻疹，喘息，ショック[注3]，喉頭部浮腫による窒息などが誘発され，緊急処置を要する。その他，皮膚症状が強く表れるスティーブンス・ジョンソン症候群やライエル症候群[注4]がある。

第2 特殊有害作用

1 妊娠期の薬物摂取 妊娠4～15週における薬物の使用は，最も催奇形性の危険性が高く，医療上必要と判断される場合の他は控えることが望ましい。但し，ヒトにおける催奇形性が明らかとなっている薬物は限られている。妊娠12週以降は中枢神経系の形成・発達が著しく，中枢神経系作用薬などによるその発達障害が生じる可能性がある。

2 授乳期の薬物摂取 薬物は血液中から母乳中へ移行する。抗がん薬は，微量でも細胞分裂が盛んで成長の著しい新生児や乳児に障害をもたらすので，その服用中の授乳は禁忌である。

第2節 薬害

薬害とは，医薬品による身体障害が社会問題化したものをいい，有害作用発覚後の医療行政の不対応が根底にある。主な薬害を以下に記す。年代は，事件として取り扱われた時期である。

第1 1960年代の薬害事件

1 サリドマイド事件 サリドマイド製剤（イソミン：睡眠剤，プロバンM：胃腸薬）を妊娠初期に服用した妊婦に，四肢欠損児が発生した。

2 キノホルム事件 キノホルム製剤（整腸剤）の服用により，下肢対麻痺等の末梢神経障害（スモン病）が発生した。

　3　**クロロキン事件**　クロロキン（抗マラリア薬）の適応拡大により，クロロキン網膜症患者が発生した。

第 2　近年の薬害事件

　1　**薬害エイズ事件（1989〜1996 年）**　非加熱血液凝固因子製剤により，血友病患者を中心に HIV[注5] 感染が続出した。1984 年には，当時の厚生省エイズ研究班班長の受け持ち患者（血友病患者）でエイズ発症 2 名，HIV 感染 21 名を確認していたとされる。1985 年 7 月に，日本で加熱製剤が承認された。米国での承認より 2 年 4 カ月も遅れてのことであった。1996 年 3 月 29 日に，当時の厚生大臣が被害者に謝罪し，歴史的な和解が成立した。

　2　**ソリブジン事件（1993 年）**　ソリブジン（抗ウイルス薬）とフルオロウラシル系抗がん薬の併用患者において，同抗がん薬の骨髄抑制作用が増強されることによる死亡例が相次いで報告された。

　3　**薬害肝炎事件（1998〜2008 年）**　非加熱フィブリノゲン製剤が止血目的で投与された周産期妊婦等において，C 型肝炎ウイルスの感染，それによる慢性肝炎，肝硬変及び肝臓がんの発症が多発した。

　4　**イレッサ事件（2004 年〜2013 年）**　イレッサ（肺がん治療薬ゲフィチニブの製剤）は，がん奏功率が高くかつ副作用が少なく自宅でも服用できるとして，2002 年 8 月よりわが国において発売されるようになった。ところが，イレッサを投与された患者が相次いで間質性肺炎により死亡するという事態が発生した。2004 年に，患者遺族らが国と製薬会社の責任を問う訴訟を大阪地方裁判所と東京地方裁判所に起こしたが，最高裁判所において，2013 年 4 月 2 日に国に対する賠償請求が，また同年 4 月 12 日に製薬会社に対する賠償請求が却下された。2012 年までに副作用死者は 862 人に上った。

第 3 節　医療事故，ヒヤリ・ハット事例への薬剤の関わり

　公益財団法人日本医療機能評価機構医療事故防止事業部が発行した医療事故

情報収集等事業 2020 年年報によれば，2020 年中に登録医療機関から報告された医療事故 4,802 件中 387 件（8.1%）が薬剤関連であった。ヒヤリ・ハット事例では，登録医療機関から報告された 950,066 件中薬剤に関するものは 304,514 件（32.1%）であった。

【注　解】

1) パーキンソン病及びパーキンソン病症状を呈する疾患の総称である（第 11 章，第 4 節を参照）。

2) cyclooxygenase：省略形の COX は，コックスと読む。COX には COX-1 と COX-2 がある。COX-1 は胃粘膜の防御に関わるプロスタグランジンを産生し，COX-2 は炎症に関わるプロスタグランジンを産生する。

3) 急激に血圧が低下し，急性全身性循環障害を起こした状態である。

4) 中毒性表皮壊死症ともいう。表皮細胞のアポトーシスと表皮／真皮境界部の水泡形成により表皮が剥脱する。

5) human immunodeficiency virus：ヒト免疫不全ウイルスであり，エイズを発症させる。

第5章
薬物の管理

第1節　法令

第1　医薬品，医療機器等の品質，有効性及び安全性の確保に関する法律（略称：医薬品医療機器等法，薬機法）

　医薬品，医薬部外品，化粧品，医療機器及び再生医療等製品の品質，有効性及び安全性の確保並びにこれらの使用による保健衛生上の危害の発生及び拡大の防止のために必要な規制を行うとともに，指定薬物の規制に関する措置を講ずるほか，医療上特にその必要性が高い医薬品，医療機器及び再生医療等製品の研究開発の促進のために必要な措置を講ずることにより，保健衛生の向上を図ることを目的としている。

第2　日本薬局方

　医薬品，医療機器等の品質，有効性及び安全性の確保に関する法律に基づいて制定されたもので，医薬品の品質を確保するためのわが国の公的規格書である（5年ごとに改正される）。

第3　麻薬及び向精神薬取締法

　麻薬^{注 1)}及び向精神薬^{注 2)}の取り扱いについて必要な取締りを行うとともに，それらの濫用^{注3)}による保健衛生上の危害を防止する。

第4 覚せい剤取締法

覚せい剤[注4]濫用による保健衛生上の危害を防止するため，覚せい剤及びその原料の取り扱いについて必要な取締りを行う。

第2節 毒薬と劇薬

下記のいずれかの性質をもつ薬物を毒薬又は劇薬とし，いずれにも該当しない薬物を普通薬とする。

① 急性毒性が強い〔毒薬は，LD_{50} が経口投与で 30 mg/kg 以下，皮下注射で 20 mg/kg 以下，静脈注射で 10 mg/kg 以下である。劇薬は，LD_{50} が経口投与で 300 mg/kg 以下，皮下注射で 200 mg/kg 以下，静脈注射で 100 mg/kg 以下である〕。

② 慢性毒性が強い。

③ 安全域が狭い。

④ 臨床上，中毒量と薬用量がきわめて接近している。

⑤ 臨床上，副作用の発現率が高い又はその程度が重篤である。

⑥ 臨床上，蓄積作用が強い。

⑦ 臨床上，常用量において激しい薬理作用を呈する。

第3節 毒薬，劇薬，麻薬，向精神薬，覚せい剤の表示と保管

第1 毒薬

容器や被包に，黒地に白枠，白文字でその品名及び「毒」の文字を記載（図11）し，他の医薬品と区別して保管し，その場所に施錠する。

第2 劇薬

容器や被包に，白地に赤枠，赤文字でその品名及び「劇」の文字を記載（図11）し，普通薬と識別可能とする。

第 3　麻薬

　麻薬の容器には「麻」の文字を記載（図 11）し，鍵のかかる頑丈な金庫に保管する。管理は，麻薬管理者の免許をもった医師又は薬剤師が行う。施用は，麻薬施用者の資格を有する医師の発行する処方箋に従う。麻薬を処方する場合には，処方箋（図 12）の備考欄に麻薬施用者免許証番号と患者住所を記載しなければならない。

　麻薬施用者は，施用後残った麻薬（麻薬注射剤のアンプルを含む）及び施用済みの空アンプルを，麻薬管理者に返納しなければならない。麻薬管理者は，返納された麻薬を，他の職員を 1 名以上立会させて焼却，放流，粉砕等により廃棄処分し，その旨を帳簿に記載しなければならない。また，空アンプルの返納についても，その旨を帳簿に記載しなければならない。麻薬管理者は，毎年 11 月 30 日までに，麻薬の施用量等を都道府県知事に報告しなければならない。

第 4　向精神薬

　催眠薬，抗不安薬などが含まれ，容器には「向」の文字を記載（図 11）し，鍵のかかる場所に保管しなければならない。

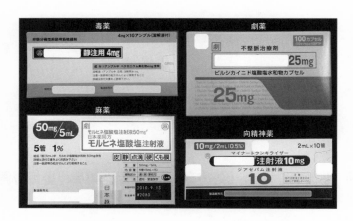

図 11　医薬品パッケージの表示

第5　覚せい剤

　政府発行の証紙で封を施されたものでなければ譲り受けることはできない。鍵をかけた堅固な場所に保管しなければならない。

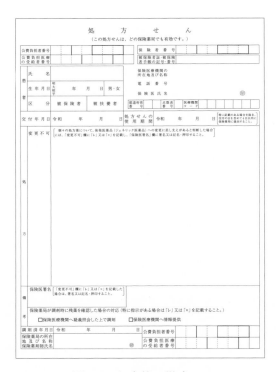

図 12　処方箋の様式

第4節　医療用医薬品（処方薬），一般用医薬品，要指導医薬品

第1　医療用医薬品（処方薬）

　薬理作用の強い医薬品や新薬として承認されて間もない医薬品は，「医療用医薬品」として，震災などの一部の例外を除き，医師の処方箋がなければ入手す

ることができない。処方箋（図 12）には，薬剤名，1 日投与量，投与方法，投与期間が記載されている。

　なお，医療用医薬品には，先発医薬品と後発医薬品[注5)]がある。先発医薬品は，新しく開発された医薬品であり，厚生労働大臣によりその製造販売が承認されたものである。開発企業は，先発医薬品の成分の構造や製造方法等の特許を取得することで，20～25 年間独占排他的に先発医薬品を製造販売できる。後発医薬品は，先発医薬品の特許存続期間が終了した後に，他の企業が同医薬品と成分や規格が同じ製品の製造販売を厚生労働大臣に申請し，承認されたものである。

第 2　一般用医薬品

　大衆薬（OTC[注6)]薬）ともいわれ，医師の処方箋なしに市中の薬局で購入できる。副作用や相互作用で特に注意を必要とするものは，第 1 類医薬品に分類され，薬剤師による直接販売が義務づけられている。副作用や相互作用で注意を必要とするが第 1 類医薬品ほどでないものは，第 2 類医薬品に分類されている。上記医薬品よりも安全性が高いものは，第 3 類医薬品に分類されている。

第 3　要指導医薬品

　医療用医薬品から一般用医薬品に移行して間もなく，一般用医薬品としての危険性が確定していない医薬品（スイッチ直後品目）と劇薬は，要指導医薬品として薬剤師が対面で情報提供や指導を行わなければならない。スイッチ直後品目は，原則 3 年で一般用医薬品に移行される。

第 4　服薬指導

　服薬指導とは，有効な薬物治療を行うとともに，薬剤の誤使用等による有害事象を防止するため，患者に対し，薬剤の使用方法や使用上の注意事項を，具体的かつ丁寧に説明することである。通常，服薬指導は薬剤師により行われる。しかし，患者と最も近い関係にあり，治療効果や異常をいち早く察知できる看護師は，適切な服薬管理を行えるように，薬剤に関する知識を備えておくこと

が必要である。

第5節　薬物依存

　麻薬，覚せい剤など，中枢神経系に作用して多幸感をもたらし，濫用に結びつきうる物質を濫用薬物という。そして，それら薬物を濫用しつづけ，自らの意思では薬物の使用を止められなくなった状態を薬物依存という。

　世界保健機関（WHO [注7]）は，1952年に，精神依存及び身体依存がともに形成された状態を，嗜癖と定義した。1957年には，薬物摂取に対する要求（脅迫的でない）又はある程度の精神依存が形成された状態を，習慣として並立させた。しかし，両用語による区別が困難な場合もあることから，1963年に，両者の統合的な用語として，薬物依存を定義した。

第1　精神依存

　精神依存とは，薬物を繰り返し使用するうちに，薬物摂取への脅迫的要求が生じてきた状態である。このときに，なんとか薬物を手に入れようとする薬物探索行動がみられる。すべての濫用薬物に生じる。

第2　身体依存

　身体依存とは，薬物を中断又は薬物が体内で代謝分解されて薬物の血中濃度が低下したときに，激しい腹痛，嘔吐，下痢，動悸，発汗などの身体症状 [注8]が発現する状態である。身体依存形成は，中枢神経系を抑制する麻薬のモルヒネ，催眠薬のバルビツール酸系薬物，アルコールなどにおいて著しい。

　薬物摂取によるシナプス前ニューロンの抑制と，その継続使用に伴うシナプス後ニューロンの興奮性の高まり（感受性の亢進）が，生物学的基盤となっている。薬物の使用中断により，シナプス前ニューロンにおけるそれまでの抑制が外れて，刺激伝達が正常に戻ったときに，シナプス後ニューロンの興奮性の高まりにより，過剰反応を起こす。その結果，激しい興奮状態が発現する。

　中枢神経系の刺激作用を有する覚せい剤，コカイン，幻覚剤などの身体依存形成作用は，中枢神経系抑制薬ほど強くない。しかし，体内から薬物が消失すると，疲労感や抑うつ気分，過眠又は不眠，精神運動制止又は興奮などの症状が発現する。

第3　耐性

　薬物の反復使用により依存が形成されたのち，次第に用量を増していかなければ所期の効果が得られなくなった場合に，耐性が形成されたという。その機序は，薬物の作用時間により異なる。作用時間の短い催眠薬やアルコールなどでは，肝臓の薬物代謝関連酵素が誘導されて薬物の代謝・排泄が亢進し，有効な体組織中の薬物農度を維持するためには，摂取量の増加が必要となる。作用時間の長い睡眠薬や麻薬類などでは，作用部位である中枢神経系の薬物に対する感受性が低下し，所期の薬理作用を得るためには，投与量の増加が必要となる。

【注　解】

1）もともと麻薬とは，アヘンやアヘン誘導体など，依存性と耐性の可能性を伴う強力な鎮痛作用をもつ薬物のことであるが，法律上の麻薬はこの限りではない。

2）中枢神経系に作用して精神機能に影響を及ぼす薬物の総称である。

3）一般には「乱用」と書かれるが，本書では「みだりに」薬物を使用する行為をより適切に表す「濫用」を用いる。

4）メタンフェタミンとアンフェタミンが覚せい剤に指定されている。メタンフェタミンは医薬品として存在するが，その使用はきわめて稀である。

5）欧米では，医薬品の有効成分名である一般名（generic name）で処方されることが多いので，ジェネリック医薬品とも呼ばれる。

6）over-the-counter

7）World Health Organization

8）離脱症候群や禁断症状と呼ばれる。

2

治療薬

Therapeutic Agents

第6章
抗感染症薬

　臨床上重要な細菌類を図13に示す。細菌はグラム染色法による染まり方で分類される。同染色により濃紫色に染まる球菌と桿菌を，それぞれグラム陽性球菌及びグラム陽性桿菌という。一方，同染色法により赤色に染まる球菌と桿菌を，それぞれグラム陰性球菌及びグラム陰性桿菌という。

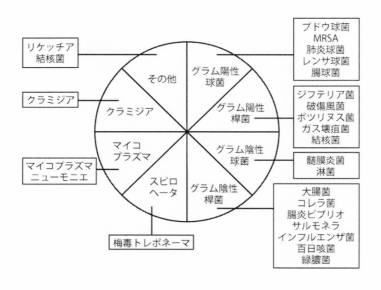

図 13　臨床上重要な細菌類

第1節　基本的事項

第1　関連用語

1　化学療法　感染症の場合に，病原微生物に特異的に作用する化学物質を用いて治療を行うことを化学療法という。また，抗がん薬を使用してがん治療を行うことも化学療法という。

2　抗生物質　微生物から得られる抗微生物作用を有する化学物質，又はそれらに化学修飾を加えたものを抗生物質という。抗腫瘍作用を有する抗生物質を抗腫瘍性抗生物質という。

3　化学療法薬　抗生物質と構造が異なり，完全に合成された抗菌薬（合成抗菌薬）や抗がん・抗腫瘍作用を有する化学物質を化学療法薬という。

4　抗菌スペクトル　抗生物質や化学療法薬が効力を示す細菌の範囲を抗菌スペクトルという。

5　最小発育阻止濃度（MIC [注1]）　菌の発育を阻止（静菌）するために必要な抗菌薬の最小濃度を最小発育阻止濃度という。

6　最小殺菌濃度（MBC [注2]）　菌を殺滅するために必要な抗菌薬の最小濃度を最小殺菌濃度という。

7　耐性菌　抗生物質を分解する酵素をもった細菌などを耐性菌という。抗生物質などの安易な連用により出現する。MRSA，VRSA，CRE が臨床上特に重要である。

8　菌交代現象　抗生物質により腸内常在菌が殺菌され，別の菌が増殖する現象を菌交代現象という。

9　外毒素　細菌内から分泌される毒素を外毒素という。

10　内毒素[注3]　大腸菌等，グラム陰性菌の細胞壁外膜に存在する膜構成成分であるリポ多糖（LPS [注4]）を，内毒素という。LPS は細胞壁が壊れることにより流出する。多量に血液中に入ると全身性炎症反応症候群（SIRS [注5]）が誘引され，ショック，播種性血管内凝固症候群（DIC [注6]）により致命的となることがある。

11　βラクタム環　βラクタム環は，青カビが産生するペニシリン系抗生物

質，糸状菌が産生するセフェム系抗生物質，放線菌が産生するカルバペネム系抗生物質などに共通する構造である。ペニシリン系抗生物質ではペニシリナーゼにより，セフェム系抗生物質ではセファロスポリナーゼにより，カルバペネム系抗生物質ではカルバペネマーゼにより分解される。

第2節　抗菌薬の分類と種類

第1　抗生物質

　1　**ペニシリン系抗生物質**　グラム陽性球菌に対する第一選択薬である。ベンジルペニシリンはグラム陽性球菌，グラム陰性球菌，スピロヘータに著効を示し，クロキサシリンはペニシリナーゼ抵抗性を示す。アンピシリンとアモキシシリンはグラム陰性桿菌にも有効[注7]であり，ピペラシリンは緑膿菌に有効性を示す。ペニシリナーゼ阻害薬には，スルバクタムとクラブラン酸がある。

　2　**セフェム系抗生物質**　グラム陰性桿菌に対する第一選択薬である。第一世代から第三世代まであり，新しい世代ほどグラム陰性菌に対する抗菌スペクトルが拡大し，セファロスポリナーゼに対する抵抗性も増大している。

　(1)　**第一世代**　セファゾリン，セファロチン，セファレキシンがある。

　(2)　**第二世代**　セフォチアム，セフメタゾール，セフォチアムヘキセチルがある。

　(3)　**第三世代**　セフォタキシム，セフトリアキソン，セフォペラゾン，セフィキシム，セフゾンがある。

　3　**カルバペネム系抗生物質**　抗菌スペクトルが極めて広く，抗菌力が強いことから，「切り札」の一つとして位置づけられているが，MRSA，腸球菌，レジオネラ，クラミジア，マイコプラズマには効果を示さない。イミペネム，メロペネム，ビアペネムがある。

　4　**アミノグリコシド系抗生物質**　分子構造にアミノ糖を含み，緑膿菌を含むグラム陰性菌に有効である。水溶性が高く消化管から吸収されない。ゲンタマイシン，アミカシン，トブラマイシン，ジベカシン，ストレプトマイシン，カ

ナマイシン，アルベカシンがある。

5 マクロライド系抗生物質 大環状構造をしており，ペニシリン耐性菌に有効である。マイコプラズマ，クラミジアに著効を示す。エリスロマイシン，クラリスロマイシン，アジスロマイシン，ジョサマイシンがある。

6 テトラサイクリン系抗生物質 四環構造をしており，広い抗菌スペクトルを有し，リケッチア，マイコプラズマ，クラミジアに有効であるが，耐性を獲得されやすい。ドキシサイクリン，ミノサイクリン，テトラサイクリンがある。

7 その他の抗生物質 様々な構造をしたものが存在する。クロラムフェニコールは腸チフス，パラチフスの特効薬である。リンコマイシンとクリンダマイシンはグラム陽性菌に有効である。ホスホマイシンは広い抗菌スペクトルを有し，腸管出血性大腸菌（O157）に有効である。バンコマイシンは MRSA の特効薬である。

第2 化学療法薬

1 ニューキノロン系抗菌薬 広い抗菌スペクトルと強い抗菌活性を有し，尿路感染症等に用いられる。レボフロキサシン，ノルフロキサシン，オフロキサシン，シプロフロキサシンがある。

2 サルファ薬 現在の使用は限定的である。スルファメトキサゾールがトリメトプリムとの合剤で，ニューモシスチス肺炎，トキソプラズマ肺炎に使用される。

3 抗結核薬 結核菌は抗酸菌に分類される。イソニアジド，エタンブトール，ピラジナミド，パラアミノサリチル酸カルシウム水和物がある。抗生物質のリファンピシンも有効である。なお，イソニアジド耐性菌には，レボフロキサシンを含む処方が有効である。リファンピシン耐性菌には，ATP 合成酵素を阻害するベダキリン，ミコール酸合成を阻害するデラマニドが有効である。

4 抗真菌薬 肺アスペルギルス症など深在性真菌症には，ミコナゾール，イトラコナゾール，フルシトシンが有効である。白癬（水虫）など表在性真菌症には，テルビナフィン，ブテナフィン，ホスラブコナゾールが有効である。抗生物質のアムホテリシン B は深在性真菌症に有効である。

5　その他の化学療法薬　MRSA の特効薬であるリネゾリドや，腸管の嫌気性菌に有効なメトロニダゾールがある。

第 3 節　抗菌薬の作用機序（図 14）

第 1　細胞壁合成の阻害

　ペニシリン系抗生物質，セフェム系抗生物質，カルバペネム系抗生物質，ホスホマイシン，バンコマイシンは，細菌の細胞壁の合成を阻害することにより殺菌的に作用する。

第 2　細胞膜機能の阻害

　抗真菌薬のアムホテリシン B は，真菌の細胞膜機能を阻害することにより殺菌的に作用する。

第 3　葉酸合成の阻害

　サルファ薬は，葉酸の合成を阻害することにより DNA の合成を抑制することから，静菌的に作用する。

第 4　DNA 合成の阻害

　ニューキノロン系抗菌薬，メトロニダゾール，抗真菌薬のフルシトシンは，それらの代謝物が菌体の DNA に直接作用してその合成を阻害する。

第 5　RNA 合成の阻害

　抗結核薬のリファンピシンは，RNA ポリメラーゼを阻害する。

第 6　タンパク質合成の阻害

　アミノグリコシド系抗生物質，マクロライド系抗生物質，テトラサイクリン系抗生物質，クロラムフェニコール，リンコマイシン，クリンダマイシン，リ

ネゾリドは，リボソームでのタンパク質合成を阻害する。アミノグリコシド系抗生物質は殺菌的に，その他は静菌的に作用する。

第7 チトクローム P450 膜成分合成の阻害

抗真菌薬のミコナゾール，イトラコナゾール，テルビナフィンは，チトクローム P450 の膜成分の合成を阻害することにより，菌体の代謝を抑制する。

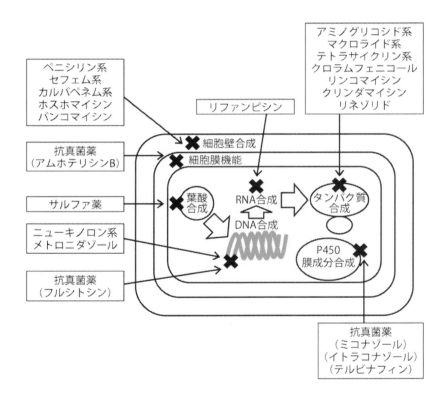

図 14 抗菌薬の作用機序

第 4 節　抗ウイルス薬の分類と種類

第 1　抗 HIV 薬

　HIV は RNA ウイルスであり，それに有効な抗ウイルス薬として，ドルテグ
ラビル，ラルテグラビル，ジドブジン，ラミブジン，アバカビル，ジダノシン，
ザルシタビン，サニルブジン，ネビラピン，エファビレンツ，インジナビル，
サキナビル，リトナビル，ネルフィナビル，アンプレナビルがある。

第 2　抗ヘルペスウイルス薬

　ヘルペスウイルス[注8)] は DNA ウイルスであり，それに有効な抗ウイルス薬と
して，アシクロビル，バラシクロビル，ビダラビンがある。バラシクロビルは
アシクロビルにバリンを結合させたもので，体内でアシクロビルが遊離する。

第 3　抗 CMV [注9)] 薬

　CMV は DNA ウイルスであり，それに有効な抗ウイルス薬として，ガンシク
ロビル，ホスカルネットがある。

第 4　抗インフルエンザウイルス薬

　インフルエンザウイルスは RNA ウイルスであり，それに有効な抗ウイルス
薬として，オセルタミビル，ザナミビル，ラニナミビル，ペラミビル，バロキ
サビル マルボキシルがある。

第 5　抗 B 型肝炎ウイルス薬

　B 型肝炎ウイルス（HBV）は DNA ウイルスであり，それに有効な抗ウイル
ス薬として，抗 HBs 人免疫グロブリン[注10)]，インターフェロン，エンテカビル，
テノホビル アラフェナミド，ベムリディがある。

第 6　抗 C 型肝炎ウイルス薬

　C 型肝炎ウイルス（HCV）は RNA ウイルスであり，それに有効な抗ウイル

ス薬として，アスナプレビル，パリタプレビル，ダクラタスビル，レジパスビル，オムビタスビル，ソホスブビル，インターフェロン，リバビリンがある。アスナプレビル，パリタプレビル，ダクラタスビル，レジパスビル，オムビタスビル，ソホスブビルは直接作用型抗ウイルス薬（DAA [注11]）に分類され，HCVに対する第一選択薬となっている。

第7 抗新型コロナウイルス薬

　新型コロナウイルス（SARS-CoV-2）は RNA ウイルスであり，それに有効な抗ウイルス薬として，レムデシビル，モルヌピラビル，ニルマトレルビル（リトナビルと併用される），カシリビマブ／イムデビマブ，ソトロビマブがある。

第5節　抗ウイルス薬の作用機序（図15）

第1 逆転写酵素の阻害

　抗 HIV 薬のジドブジン，ラミブジン，アバカビル，ジダノシン，ザルシタビン，サニルブジン，ネビラピン，エファビレンツは，HIV の RNA から DNA を合成するのに必要な HIV 逆転写酵素を阻害することにより，抗ウイルス作用を示す。

第2 RNA/DNA 合成の阻害

　抗ヘルペスウイルス薬のアシクロビルとビダラビン，抗 CMV 薬のガンシクロビルとホスカルネット，抗 HBV 薬のエンテカビル，テノホビル アラフェナミド，ベムリディは，DNA の合成酵素である DNA ポリメラーゼを阻害することにより，抗ウイルス作用を示す。抗 HCV 薬のリバビリンは，RNA の合成酵素である RNA ポリメラーゼを阻害することにより，抗ウイルス作用を示す。また，ソホスブビルは RNA ポリメラーゼ活性を有する NS5B [注12] を阻害し，RNA の複製を制御する。抗 SARS-CoV-2 薬のレムデシビルは，細胞内で ATP 類似体となって RNA 鎖に取り込まれ，RNA 鎖の伸長反応を停止させる。また，モルヌピラビルは，RNA

ポリメラーゼを阻害することにより，抗ウイルス作用を示す。

第 3　mRNA 合成の阻害

　抗インフルエンザウイルス薬のバロキサビル マルボキシルは，ウイルスの mRNA 合成に必要なキャップ依存性エンドヌクレアーゼを阻害することにより，ウイルスの増殖を抑える。

第 4　プロテアーゼの阻害

　抗 HIV 薬のインジナビル，サキナビル，リトナビル，ネルフィナビル，アンプレナビルは，HIV プロテアーゼに結合し，コピーされたウイルスの成熟を阻害する。抗 HCV 薬のアスナプレビルとパリタプレビルは，プロテアーゼ活性を有する NS3/A4[注12] を阻害し，RNA 複製を制御する。抗 SARS-CoV-2 薬のニルマトレルビルは，3CL プロテアーゼを阻害することにより，ウイルスの複製を阻害する。

第 5　インテグラーゼの阻害

　抗 HIV 薬のドルテグラビル，ラルテグラビルは，インテグラーゼを阻害し，HIV の RNA から合成された DNA が宿主 DNA に組み込まれるのを阻害する。

第 6　RNA の阻害

　抗 HCV 薬のインターフェロンは，合成された RNA に結合してウイルスのコピーを阻害する。

第 7　NS5A[注12] の阻害

　抗 HCV 薬のダクラタスビル，レジパスビル，オムビタスビルは，NS5A を阻害し，ウイルス複製複合体の形成を阻害する。

第 8　出芽の阻害

　抗インフルエンザ薬のオセルタミビル，ザナミビル，ラニナミビル，ペラミ

ビルは，ウイルスが宿主細胞から出芽するのに必要なノイラミニダーゼという
酵素を阻害することにより，ウイルスの拡散を防止する。

第9　モノクローナル抗体

抗 SARS-CoV-2 薬のカシリビマブ／イムデビマブ，ソトロビマブは，
SARS-CoV-2 のスパイクタンパク質を認識し，同ウイルスの宿主細胞への浸入
を阻害する。

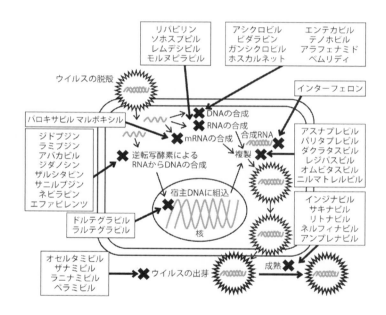

図 15　抗ウイルス薬の作用機序

第6節　抗微生物薬の主な副作用及び相互作用

第1　ペニシリン系抗生物質

アナフィラキシーが誘発されることがある。

第2　セフェム系抗生物質

　一部のものはアルデヒド脱水素酵素を阻害するため，飲酒によりアセトアルデヒドが蓄積し，顔面紅潮，頻脈，頭痛などのいわゆるアルコール不耐症状が表れる[注13]。また，腎障害が問題となることがある。

第3　アミノグリコシド系抗生物質

　第8脳神経が障害され，難聴やめまいが誘発されることがある。また，腎障害が問題となることがある。

第4　テトラサイクリン系抗生物質

　乳幼児の骨や歯の成長が阻害される。また，肝障害が問題となることがある。牛乳，制酸剤，鉄剤との併用により，それぞれカルシウムイオン，アルミニウムイオンやマグネシウムイオン，鉄イオンとのキレートが形成されるため，消化管から吸収されなくなる。

第5　マクロライド系抗生物質

　肝障害が誘発されることがある。

第6　クロラムフェニコール

　再生不良性貧血が誘発されることがある。

第7　バンコマイシン

　聴覚障害や腎障害が誘発されることがある。

第8　ニューキノロン系抗菌薬

　非ステロイド性抗炎症薬との併用により痙攣が誘発されることがある。

第9　エタンブトール

　視神経が障害されることがある。

第10　アムホテリシンB

腎障害や骨髄抑制が問題となることがある。

第11　ミコナゾール，イトラコナゾール

　肝代謝酵素（CYP3A4）が阻害され，同酵素で代謝される薬物が併用された場合にそれらの作用が増強され，有害作用が出現する危険性がある。

第12　インターフェロン

　発熱，全身倦怠，間質性肺炎，うつ症状，自殺行動を誘発することがある。

【注　解】

1) minimum inhibitory concentration

2) minimum bactericidal concentration

3) エンドトキシンともいう。

4) lipopolysaccharide

5) systemic inflammatory response syndrome：省略形の SIRS は，サーズと読む。

6) disseminated intravascular coagulation：初期に血管内で血液凝固が亢進するため，その後フィブリンの欠乏により出血傾向となる。

7) アモキシシリンは，マクロライド系抗生物質のクラリスロマイシンとともにヘリコバクター・ピロリ菌の駆除に用いられる〔第15章，第6節，第3を参照〕。

8) 単純ヘルペスウイルス（単純疱疹ウイルス）と帯状ヘルペスウイルス（帯状疱疹ウイルス）がある。

9) cytomegalovirus：サイトメガロウイルスであり，母児間の垂直感染が問題となる。

10) B型肝炎ウイルス外皮の表面抗原に対する抗体である。

11) direct acting antiviral

12) ウイルスの非構造タンパク質（ウイルスがコードしているが，ウイルス粒子の一部ではないタンパク質）である。

13) アルコールは，アセトアルデヒドを経て酢酸へと代謝される。

第7章
抗がん薬

　抗がん薬は，核酸の合成を阻害，タンパク質の合成を阻害，あるいはがん細胞を直接傷害することにより，がん細胞の増殖を阻止する。

第1節　抗がん薬の分類と種類並びに作用機序

第1　細胞障害性抗がん薬（殺細胞性抗がん薬）

　殺細胞性抗がん薬には，DNA の複製を阻害するものと，細胞分裂を阻害するものがある。細胞周期（図 16）の特定の時期に作用するものと，細胞周期に関係なく作用するものがある。

　1　アルキル化薬　広い抗腫瘍活性を有するシクロホスファミド，慢性骨髄性白血病に有効なブスルファン，脳腫瘍等に有効なニムスチンがある。細胞周期に関係なく DNA 鎖の架橋を形成し，DNA の複製を阻害する。

　2　代謝拮抗薬　白血病に有効なメトトレキサート，悪性胸膜中皮腫に有効なペメトレキセドナトリウム水和物，広い抗腫瘍スペクトルを有するフルオロウラシル（5-FU [注1]），白血病に有効なメルカプトプリン，急性白血病等に有効なシタラビンがある。メトトレキサート，ペメトレキセドナトリウム水和物は，葉酸代謝関連酵素を阻害することにより，DNA の合成を阻害する。5-FU は，5-フルオロデオキシウリジン一リン酸に変換され，チミジル酸合成酵素を阻害することにより，DNA の合成に必須のデオキシチミジン一リン酸の産生を阻害

する。また，RNA に組み込まれ RNA の合成を阻害する。メルカプトプリンは，6-チオイノシン酸に変換され，プリン体（アデニン，グアニン）の合成を阻害する。シタラビンは，シトシンアラビノシド三リン酸に変換されて DNA に挿入され，鎖の伸長を阻害するいずれも，細胞周期の S 期に抗腫瘍効果を発揮する。

3　抗腫瘍性抗生物質　広い抗腫瘍活性を有するブレオマイシンとペプロマイシン，小児悪性固形腫瘍に用いられるアクチノマイシン D，急性白血病に有効なダウノルビシン，多くの悪性腫瘍に有効なドキソルビシン（アドリアマイシン）とマイトマイシン C がある。DNA 鎖に結合し，DNA ポリメラーゼを阻害する。ブレオマイシンとペプロマイシンは，細胞周期の S 期と G_2 期に DNA 鎖を断裂させる。

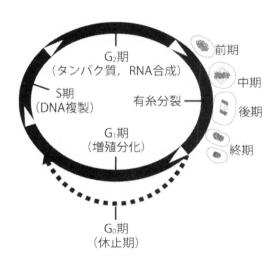

図 16　細胞周期

4　白金製剤　様々な悪性腫瘍に有効なシスプラチン，カルボプラチン，ネダプラチン，オキサリプラチンがある。細胞周期に関係なく DNA 鎖に結合し，その複製や機能を阻害する。

　5　トポイソメラーゼ注 2)阻害薬　肺がんなどに有効な植物アルカロイド注 3)
誘導体のイリノテカンとエトポシドがある。二本鎖 DNA を解す作用をもつト
ポイソメラーゼに結合し，細胞周期の S 期における DNA の複製を阻害する。

　6　微小管阻害薬　卵巣がん等に有効なパクリタキセル,乳がんや非小細胞肺
がんに有効なドセタキセル，急性リンパ性白血病等に有効なビンクリスチン，
悪性リンパ腫等に有効なビンブラスチンがある。微小管を重合状態又は脱重合
状態（解体状態）に固定することにより，細胞分裂（有糸分裂）を阻害する注 4)。
いずれも植物アルカロイドである。

　細胞障害性抗がん薬の作用機序を図 17 に示す。

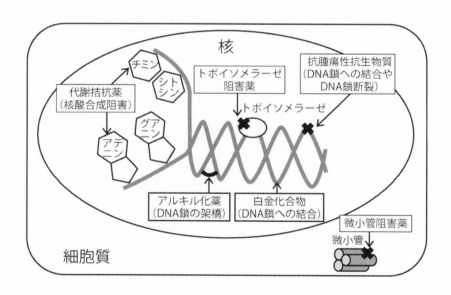

図 17　細胞障害性抗がん薬の作用機序

第2 ホルモン療法薬（内分泌療法薬）

1 副腎皮質ステロイド薬 造血器腫瘍に有効なプレドニゾロンがある。

2 性ホルモン拮抗薬 乳がんの第一選択薬である女性ホルモン拮抗薬のタモキシフェン，前立腺がん治療に用いられる男性ホルモン拮抗薬のビカルタミド，エンザルタミド，フルタミドがある。女性ホルモン拮抗薬は，核内エストロゲン受容体に結合し，エストロゲンの作用に拮抗する（図18）。男性ホルモン拮抗薬は，核内アンドロゲン受容体に結合し，アンドロゲンの作用に拮抗する（図18）。

3 性ホルモン合成阻害薬 男性ホルモン合成阻害薬のアビラテロンがある。アンドロゲン合成酵素（17α-水酸化酵素）の活性を阻害する。女性ホルモン合成阻害薬のアナストロゾール，エキセメスタン，レトロゾールがある。閉経後の女性の副腎で合成されたアンドロゲンからエストロゲンを合成するアロマターゼを阻害する。

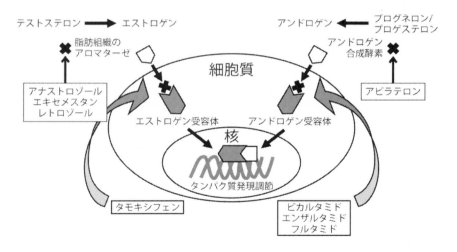

図18 ホルモン療法薬の作用機序

　4　**性ホルモン分泌刺激因子**　乳がんや前立腺がんに有効なリュープロレリン，ゴセレリンがある。

第 3　サイトカイン

　血液腫瘍に用いられるインターフェロンがある。作用機序の詳細は不明である。

第 4　分子標的治療薬（分子標的薬）

　1　**チロシンキナーゼ阻害薬**　非小細胞肺がんに有効なゲフィチニブ，エルロチニブ，アファチニブ，オシメルチニブ，クリゾチニブ，アレクチニブ，ロルラチニブ，HER2[注5]を過剰に発現した乳がんに有効なラパチニブ，慢性骨髄性白血病に有効なイマチニブ，甲状腺がんや肝細胞がんに有効なレンバチニブがある。ゲフィチニブ，エルロチニブ，アファチニブ，オシメルチニブは上皮増殖因子受容体（EGFR[注6]）のチロシンキナーゼを，クリゾチニブ，アレクチニブ，ロルラチニブは ALK 融合タンパク質[注7]のチロシンキナーゼを，ラパチニブは EGFR と HER2 のチロシンキナーゼを，イマチニブは BCR-ABL 融合タンパク質[注8]のチロシンキナーゼを，レンバチニブは様々なチロシンキナーゼを阻害し，腫瘍細胞増殖シグナルを遮断する。

　2　**サイクリン[注9]依存性キナーゼ阻害薬**　ホルモン受容体陽性かつ HER2 陰性の乳がんに用いられるアベマシクリブがある。サイクリン依存性キナーゼを阻害することでがん細胞の増殖を抑える。

　3　**上皮増殖因子受容体遮断薬**　モノクローナル抗体である。HER2 を過剰に発現した乳がんに有効なトラスツズマブ，進行性大腸がん等に有効なセツキシマブがある。それぞれ HER2 及び EGFR に結合することで，腫瘍細胞増殖シグナルの発生を阻止する。

　4　**血管内皮増殖因子受容体遮断薬**　モノクローナル抗体である。進行性大腸がんに有効なベバシズマブがある。血管内皮増殖因子受容体（VEGFR[注10]）に結合することで，腫瘍血管増殖シグナルの発生を阻止する。

　5　**抗腫瘍細胞抗原抗体**　モノクローナル抗体である。CD20[注11]陽性の B 細

胞性非ホジキンリンパ腫に有効なリツキシマブ，CD33 陽性の急性骨髄性白血病に有効なゲムツズマブオゾガマイシンがある。ゲムツズマブオゾガマイシンはモノクローナル抗体に抗腫瘍性抗生物質のカリケアマイシンの誘導体を化学的に結合したものである。リツキシマブは B リンパ球の CD20 に結合し，補体依存性に細胞を傷害し，またゲムツズマブオゾガマイシンは白血病細胞上に発現した CD33 に結合し，細胞内へ取り込まれて DNA を傷害する。

　6　**免疫チェックポイント阻害薬**　悪性黒色腫，非小細胞肺がん，腎細胞がん等に有効なニボルマブ，ペムブロリズマブ，イピリムマブ，非小細胞肺がん，小細胞肺がん等に有効なデュルバルマブ，アテゾリズマブ，腎細胞がん等に有効なアベルマブがある。ニボルマブ，ペムブロリズマブは PD-1 [注12]に対するモノクローナル抗体で，デュルバルマブ，アテゾリズマブ，アベルマブは PD-L1 [注13]に対するモノクローナル抗体である。リンパ球の 1 種である T 細胞には，がん細胞を細胞死へと導く役割を担っているが，T 細胞表面に存在する PD-1 とがん細胞表面に存在する PD-L1 及び PD-L2 が結合すると T 細胞の働きが抑えられてしまう。ニボルマブ，ペムブロリズマブは PD-1 に結合することにより，デュルバルマブ，アテゾリズマブ，アベルマブは PD-L1 に結合することにより，がん抗原特異的な T 細胞を活性化し，腫瘍の増殖を抑制する。一方，イピリムマブは，CTLA-4 [注14]に対するモノクローナル抗体である。活性化した T 細胞表面に発現している CTLA-4 は，そのリガンドである抗原提示細胞上の CD80/CD86 と結合すると活性が抑制されてしまう。イピリムマブは CTLA-4 に結合することにより，活性化 T 細胞における抑制的調節を遮断し腫瘍の増殖を抑制する。また，制御性 T 細胞（Treg）の機能低下をもたらし，腫瘍免疫反応を亢進させる。

　7　**プロテアソーム阻害薬**　多発性骨髄腫に有効なボルテゾミブがある。細胞分裂後の不要なタンパク質を分解するプロテアソームを阻害することにより，骨髄腫細胞を死滅させる。

　8　**PARP [注15]阻害薬**　再発卵巣がん，再発乳がんなどに有効なオラパリブがある。PARP を阻害することにより，DNA 修復を阻止し，腫瘍の増殖を抑制する。

分子標的がん治療薬の作用機序を図 19 に示す。

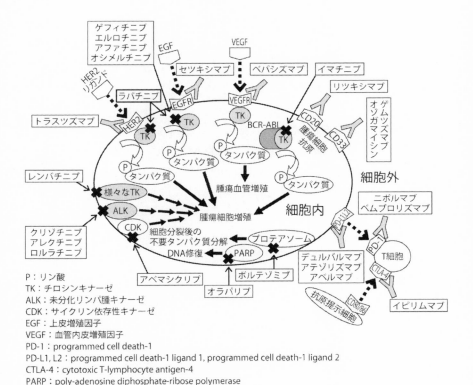

図 19　腫瘍細胞における分子標的治療薬の作用機序

第 5　ウイルス療法薬

　悪性神経膠腫に用いられるテセルパツレブがある。遺伝子組み換え単純ヘルペスウイルス 1 型である。正常細胞での複製や DNA 合成，免疫回避に必須の遺伝子を欠損させている。そのため，腫瘍細胞内でのみ複製し，その過程で腫瘍細胞を破壊するとともに，特異的な抗腫瘍免疫を惹起すると考えられている。

第6 その他の抗がん薬

　再発又は難治性の多発性骨髄腫に有効なサリドマイドとレナリドミドがある。サリドマイドは，ヒト骨髄腫瘍細胞等の腫瘍細胞に対してアポトーシス誘導と細胞増殖抑制を示す。レナリドミドは，サイトカイン産生調節作用，造血器腫瘍細胞に対する増殖抑制作用，血管新生阻害作用をもつと考えられているが，作用機序の詳細は不明である。

第7 抗がん薬の主な副作用

　1　**細胞障害性抗がん薬**　悪心，嘔吐が高頻度に出現する。また，細胞分裂の盛んな正常な細胞が傷害される結果，口腔粘膜炎，下痢，骨髄抑制，脱毛などが出現する。各薬物群について注意すべき副作用を以下に記す。

　（1）　**アルキル化薬**
　　①　シクロホスファミド　出血性膀胱炎。
　　②　ブスルファン　間質性肺炎，肺線維症。
　（2）　**代謝拮抗薬**
　　①　メトトレキサート　感染症，間質性肺炎，肺線維症，肝・腎障害。
　　②　5-FU　間質性肺炎，肝・腎障害。
　（3）　**抗腫瘍性抗生物質**
　　①　ブレオマイシン　間質性肺炎，肺線維症。
　　②　ドキソルビシン（アドリアマイシン）　心毒性。
　　③　マイトマイシンC　肝・腎障害。
　（4）　**白金製剤**
　　①　シスプラチン　腎障害，難聴。
　（5）　**植物アルカロイド類**
　　①　イリノテカン　下痢（遅延性）。
　　②　パクリタキセル　ショック，アナフィラキシー。
　　③　ビンクリスチン　末梢神経障害。

　2　**ホルモン療法薬・サイトカイン**
　（1）　プレドニゾロン　感染症，糖尿病，満月様顔貌，肥満，骨粗鬆症，うつ

症状，消化性潰瘍，緑内障，浮腫を誘発することがある。

（2）　**タモキシフェン**　副作用は極めて少ないが，悪心，嘔吐，更年期障害，無月経，子宮がん，肺血栓塞栓症を誘発することがある。催奇形性がある。

（3）　**インターフェロン** α　発熱，全身倦怠，間質性肺炎，うつ症状，自殺行動を誘発することがある。

3　分子標的がん治療薬

（1）　**ゲフィチニブ，エルロチニブ，アファチニブ，オシメルチニブ**　皮膚の発疹・掻痒，下痢，間質性肺炎を誘発することがある。わが国では，ゲフィチニブ製剤のイレッサにより多くの死者がでた（第 4 章，第 2 節を参照）。

（2）　**クリゾチニブ**　視覚障害，悪心，下痢，嘔吐，便秘，味覚障害などを誘発することがある。

（3）　**アレクチニブ**　味覚異常，便秘，発疹，間質性肺炎，好中球減少などを誘発することがある。

（4）　**ロルラチニブ**　高コレステロール血症，浮腫，中枢神経障害，末梢性ニューロパチーなどを誘発することがある。

（5）　**ラパチニブ**　下痢，肝機能障害などを誘発することがある。

（6）　**イマチニブ**　皮膚の発疹，目やふくらはぎの浮腫などを誘発することがある。また，血清リン・カリウムを減少させ，血糖を上昇させることがある。

（7）　**レンバチニブ**　高血圧，出血，下痢，食欲減退などを誘発することがある。

（8）　**トラスツズマブ**　心障害を誘発することがある。

（9）　**セツキシマブ，リツキシマブ**　アナフィラキシーを誘発することがある。

（10）　**ゲムツズマブオゾガマイシン**　白血球や血小板が減少することがある。

（11）　**ニボルマブ，ペムブロリズマブ**　皮膚の発疹・掻痒，発熱，間質性肺炎などを誘発することがある。

（12）　**ボルテゾミブ**　間質性肺炎，末梢神経障害，骨髄抑制を誘発することがある。

4　その他の抗がん薬

（1）　**サリドマイド，レナリドミド**　催奇形性がある。深部静脈血栓症，肺血

栓塞栓症を誘発することがある。

【注　解】

1）5-fluorouracil：省略形の 5-FU は，ファイブ・エフユーと読む。

2）DNA の二本鎖を解す作用をもった酵素である。

3）植物に存在し，分子中に窒素を含む薬理活性の強い成分の総称である。

4）細胞分裂には微小管の重合と脱重合の動的平衡が保たれている必要がある。細胞分裂には微小管の重合と脱重合の動的平衡が保たれている必要がある。

5）human epidermal growth factor receptor 2：省略形の HER2 は，ハー・ツーと読む。

6）epidermal growth factor receptor

7）無秩序なチロシンキナーゼ活性をもつ。

8）強力なチロシンキナーゼ活性をもち，慢性骨髄性白血病を発症する。

9）細胞周期の制御にかかわるタンパク質である。

10）vascular endothelial growth factor receptor

11）CD は cluster of differentiation の略で，白血球の表面抗原群のことである。発見順に番号が付されている。

12）programmed cell death-1

13）programmed cell death-1 ligand 1: programmed cell death-1 ligand 2（PD-L2）も存在する。

14）cytotoxic T-lymphocyte antigen-4

15）poly-adenosine diphosphate-ribose polymerase

第8章
免疫治療薬

第1節　免疫機構

第1　自然免疫

　細菌やウイルスなどの感染初期において即時的に働く非特異的な防御機能である。好中球やマクロファージは，侵入した微生物の破壊や貪食を行う。ナチュラルキラー細胞（NK 細胞）は，ウイルスが感染した細胞のアポトーシスを誘導[注1)]する。

第2　獲得免疫

　抗原特異的な免疫応答である。微生物を貪食した樹状細胞が，微生物の構成タンパク質をナイーブ T 細胞[注2)]に提示する。ナイーブ T 細胞は，細胞障害性 T 細胞（CD8 陽性），ヘルパーT 細胞〔CD4 陽性，タイプ 1 ヘルパーT 細胞（Th1）及びタイプ 2 ヘルパーT 細胞（Th2）〕へと分化する。細胞障害性 T 細胞はウイルス感染細胞のアポトーシスを誘導する[注3)]。Th1 はマクロファージを活性化させ炎症を引き起こす。Th2 は B 細胞を活性化し，抗体を産生させる[注4)]。樹状細胞，マクロファージ，B 細胞は，共通してヘルパーT 細胞を活性化する。

第3　能動免疫

　外から無毒化又は弱毒化したウイルスや細菌（抗原）を与えることで，免疫機構を活性化させるものである。予防接種はこの原理を利用している。

第4　受動免疫

　抗原に対する抗体を与えることで，一時的に免疫状態をつくるものである。抗毒素[注5]や人免疫グロブリンがこれに相当する。

第2節　自己免疫反応防御機構

　自己のタンパク質等を異物と認識しない機構が備わっている。自己反応性 T 細胞は胸腺で排除される。また，末梢の組織でも自己反応性 T 細胞の活性化阻止機構が働いている。

第3節　免疫治療薬の分類と種類並びに作用機序

第1　免疫抑制薬

　自己免疫疾患や臓器移植時の拒絶反応を抑える。

　1　特異的免疫抑制薬　抗生物質のシクロスポリンとタクロリムスがある。いずれもナイーブ T 細胞におけるインターロイキン 2（IL-2[注6]）の産生を抑制することにより，ナイーブ T 細胞の分化を阻止する。タクロリムスは，炎症性サイトカインである腫瘍壊死因子 α（TNF-α[注7]），IL-1，IL-6 の産生も抑制する。また，IL-2 受容体（CD25）に対する抗体のバシリキシマブや IL-2 分泌抑制薬のラパマイシン（シロリムス）もある。

　2　細胞毒性薬　抗がん薬としても用いられるシクロホスファミド，メトトレキサート，アザチオプリンがある。T 細胞の DNA の合成を阻害することにより，免疫応答を阻止する。

　3　非特異的免疫抑制薬　副腎皮質ステロイド薬のプレドニゾロンとメチルプレドニゾロンがある。細胞質の核内受容体に結合し，T 細胞や B 細胞の増殖を抑制する。また，ナイーブ T 細胞での IL-2 の産生や抗原提示細胞での TNF-α，IL-1，IL-6 の産生を抑制することにより，細胞情報伝達を阻止する。

免疫抑制薬の作用機序を図 20 に示す。

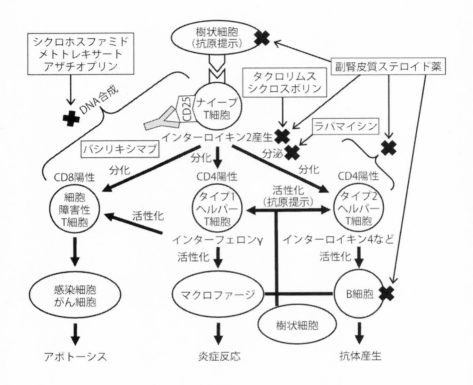

図 20　免疫抑制薬の作用機序

第 2　免疫増強薬

　1　**人免疫グロブリン製剤**　受動的免疫により，疾病の発症予防や病状緩和を行う。病原体侵入後の短時間内に使用する。重症感染症に人免疫グロブリン，Rh 不適合妊娠[注8]の分娩時に抗 D 人免疫グロブリン，B 型肝炎の発症予防に抗HBs 人免疫グロブリン，破傷風発症の予防に抗破傷風人免疫グロブリンが使用される。

2 **抗毒素** ガス壊疽の治療及び予防に乾燥ガスえそウマ抗毒素，破傷風の治療及び予防に乾燥破傷風ウマ抗毒素，ジフテリアの治療に乾燥ジフテリアウマ抗毒素，ボツリヌスの治療及び予防に乾燥ボツリヌスウマ抗毒素，マムシ咬傷の治療に乾燥まむしウマ抗毒素，ハブ咬傷の治療に乾燥はぶウマ抗毒素が使用される。

3 **インターフェロン** 細胞増殖抑制，未分化細胞から分化細胞への誘導，腫瘍免疫系の活性化を行う。インターフェロン α，β，γ がある。

4 **IL-2** T 細胞の増殖，細胞障害性 T 細胞の活性化などを行う。テセロイキン，セルモロイキンがある。

5 **顆粒球コロニー形成刺激因子（G-CSF [注9]）** 顆粒球とマクロファージ系の細胞の分化・増殖を促進するとともに，骨髄内の好中球プールから末梢血中へ好中球を動員する。レノグラスチムがある。

第3 予防接種薬

能動免疫により微生物等への抵抗力を増強する。麻疹，風疹，おたふくかぜに対する弱毒生ワクチン，ポリオ，ジフテリア，百日咳，破傷風，日本脳炎，髄膜炎[注10]，肺炎[注11]，インフルエンザに対する不活化ワクチン，SARS-CoV-2 に対する mRNA ワクチン，ジフテリアトキソイド，破傷風トキソイドといったトキソイド[注12]がある。

第4 免疫治療薬の主な副作用

1 免疫抑制薬

免疫抑制薬に共通する副作用は，感染症である。

(1) **特異的免疫抑制薬** シクロスポリンは腎障害を，タクロリムスは腎障害や高カリウム血症を誘発することがある。バシリキシマブとラパマイシン（シロリムス）の副作用は少ない。

(2) **細胞毒性薬** 第7章，第1節，第7で述べたように，悪心，嘔吐が高頻度に発現し，骨髄抑制，下痢，口腔粘膜炎，脱毛などが認められることがある。シクロホスファミドは出血性膀胱炎が，メトトレキサートは間質性肺炎，肺線維症，肝・腎障害が問題となる。

　（3）　**非特異的免疫抑制薬**　副腎皮質ステロイド薬は，連用により糖尿病，満月様顔貌，肥満，骨粗鬆症，うつ症状，消化性潰瘍，緑内障，浮腫を誘発することがある。

　2　免疫増強薬　抗毒素は血清病[注13]やアナフィラキシーを，インターフェロンは発熱，全身倦怠，間質性肺炎，うつ症状，自殺行動を誘発することがある。

　3　予防接種薬　ワクチンやトキソイドは，アナフィラキシーを誘発することがある。

【注　解】

1）プログラムされた細胞死のことで，様々なシグナルにより進行する。一旦シグナルが加わると，その反応を途中で止めることはできない。

2）未だ抗原刺激を受けていない T 細胞である。

3）細胞性免疫という。

4）液性免疫という。

5）ヒト以外の動物で作らせた抗体（免疫グロブリン）である。

6）interleukin-2

7）tumor necrotizing factor-α

8）妊婦が赤血球の RhD 抗原陰性，胎児が RhD 抗原陽性の場合をいう。出産時に微量の胎児血が母体に侵入することにより，母体内で抗 D 抗体が産生される。分娩時に，母体に抗 D 人免疫グロブリンを投与して抗体産生を予防する。

9）granulocyte-colony stimulating factor

10）乳幼児の細菌性髄膜炎を予防するインフルエンザ菌 b 型ワクチン（ヒブワクチン）がある。

11）高齢者の肺炎を予防する肺炎球菌ワクチンがある。

12）病原体が産生する毒素を，抗原性を保持したまま無毒化したもの。

13）免疫複合体が形成され，その沈着により動脈炎や糸球体腎炎が引き起こされる。

第9章
アレルギー治療薬・抗炎症薬・抗リウマチ薬

第1節　アレルギー治療薬の分類と種類並びに作用機序

　アレルギーにはⅠ型〜Ⅳ型がある（第4章，第1節を参照）。抗アレルギー薬は，Ⅰ型アレルギー治療薬である。Ⅰ型アレルギーでは，異物（抗原）との最初の接触により産生された免疫グロブリンE（IgE[注1]）が体内の至るところに存在する肥満細胞表面に結合し，スタンバイ状態となる。2回目以降の異物との接触により，異物がIgEを架橋するように結合すると，肥満細胞からヒスタミンなどのメディエーター，サイトカイン，タンパク分解酵素が放出され，急性のアレルギー反応（アナフィラキシー）が誘発される（図21）。アレルギー治療薬は，抗ヒスタミン薬と抗アレルギー薬に大別される。

第1　抗ヒスタミン薬

　肥満細胞から遊離されたヒスタミンは，ヒスタミン受容体の一つであるH_1受容体に結合してアレルギー症状を引き起こす。H_1受容体遮断作用をもつジフェンヒドラミン，プロメタジン，クロルフェニラミン，ジメンヒドリナート，クレマスチンは，アレルギー性鼻炎，アトピー性皮膚炎，蕁麻疹のかゆみなどに用いられる。抗コリン作用[注2]が強く，第一世代抗ヒスタミン薬といわれる。血液脳関門を通過するので鎮静・催眠作用が強く発現する。

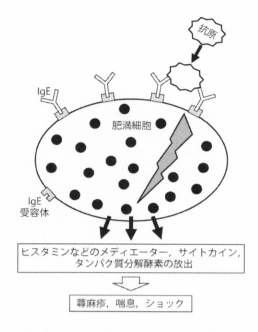

図 21　Ⅰ型アレルギー反応の発生機序

第2　抗アレルギー薬

　Ⅰ型アレルギー反応に関与するメディエーターの遊離及び作用を調節するすべての薬並びに Th2 サイトカイン阻害薬を，一括して抗アレルギー薬という。抗アレルギー薬は以下に分類される。

　1　第二世代抗ヒスタミン薬　抗コリン作用を弱めたアゼラスチン，ケトチフェン，メキタジンがあり，アレルギー性鼻炎，アトピー性皮膚炎，蕁麻疹のかゆみなどに用いられる。血液脳関門を通過するので鎮静・催眠作用が発現する。血液脳関門を通過しにくくし，中枢性の副作用を抑えたエピナスチン，フェキソフェナジン，ロラタジン，レボセチリジンは，非鎮静性 H_1 受容体遮断薬として，アレルギー性鼻炎，アトピー性皮膚炎，蕁麻疹のかゆみなどに用いられる。

　2　メディエーター遊離抑制薬　クロモグリク酸がある。肥満細胞の膜を安定化させ，アレルギーの予防薬として用いられる。アレルギーが発症してからの

効果はない。

　3 抗トロンボキサン A$_2$ 薬　トロンボキサン A$_2$ [注3] 合成酵素阻害薬のオザグレル，トロンボキサン A$_2$ 受容体遮断薬のセラトロダストがあり，気管支喘息やアレルギー性鼻炎に用いられる。効果発現に時間がかかるので，すでに発症している発作等には効果はない。

　4 抗ロイコトリエン薬　ロイコトリエン[注4] 受容体遮断薬のプランルカスト，モンテルカスト，ザフィルルカストがあり，気管支喘息に用いられる。

　5 抗タイプ 2 ヘルパーT 細胞型サイトカイン薬　スプラタストがある。タイプ 2 ヘルパーT 細胞におけるサイトカインの産生を抑制することにより，B 細胞の IgE 産生を抑制する。アレルギーの予防薬として用いられる。

　アレルギー治療薬の作用機序を図 22 に示す。

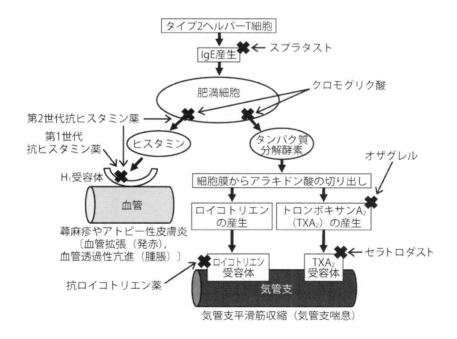

図 22　アレルギー治療薬の作用機序

第2節　抗炎症薬・解熱鎮痛薬の分類と種類並びに作用機序

炎症は，生体への侵襲に対する組織・全身反応（防御反応）である。生体に物理的又は化学的な侵襲が加わると，プロスタグランジン，ブラジキニン，ヒスタミン，サイトカインなどのオータコイド[注5]が産生され，炎症が進展する[注6]。炎症進展に最も関与しているオータコイドは，プロスタグランジンである。

第1　非ステロイド性抗炎症薬（NSAIDs[注7]）

COX-2 を阻害し，アラキドン酸からプロスタグランジンの産生を抑制することにより，抗炎症作用を発揮する。非選択的な COX-2 阻害薬としてアスピリン，メフェナム酸，ジクロフェナック，スリンダク，インドメタシン，エトドラク，イブプロフェン，ナプロキセン，ロキソプロフェン，ピロキシカムがある。選択的な COX-2 阻害薬としてセレコキシブがある。

第2　ステロイド性抗炎症薬

核内受容体に結合し，炎症関連遺伝子の発現を抑制するとともに，アラキドン酸を細胞膜リン脂質から切り出すホスフォリパーゼを阻害する，リポコルチンの合成を誘導する。ヒドロコルチゾン，プレドニゾロン，トリアムシノロン，デキサメタゾンがある。

第3　解熱鎮痛薬

アセトアミノフェン，スルピリンがある。ともに，視床下部でのプロスタグランジン E_2 の産生を抑制することなどにより，解熱作用を発揮する。また，中枢性の鎮痛作用を示す。COX の阻害作用は弱く，抗炎症作用はないので NSAIDs には分類されない。

抗炎症薬・解熱鎮痛薬の作用機序を図23に示す。

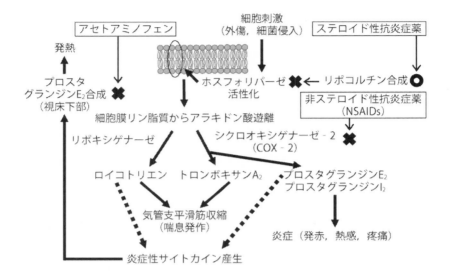

図 23 抗炎症薬・解熱鎮痛薬の作用機序

第3節　抗リウマチ薬の分類と種類並びに作用機序

　関節リウマチは，主として関節の内側にある滑膜の炎症をきたす慢性の炎症性疾患である。炎症が進行すると関節の変形をきたす。関節破壊（骨びらん）は，関節リウマチ発症後の最初の1年間の進行が最も顕著である。したがって，関節リウマチと診断されたら，前出の抗炎症薬（NSAIDs やステロイド性抗炎症薬）に加えて，早期から抗リウマチ薬（DMARDs [注8]）による治療を開始することが肝要である。DMARDs は，疾患の進行を止める作用を有していることから，臨床症状及び徴候が消失する寛解への導入を目的に使用される。

第1　DMARDs

1　免疫抑制薬

(1) **メトトレキサート**　DNA の合成を阻害する（ジヒドロ葉酸レダクターゼの阻害に基づく）ことで、リンパ球の増殖を抑制し、免疫機能を抑制する。抗リウマチ薬の中で最も有効性が高い。

(2) **レフルノミド**　DNA の合成を阻害する（ジヒドロオロチン酸デヒドロゲナーゼの阻害に基づく）ことで、リンパ球の増殖を抑制し、免疫機能を抑制する。

(3) **タクロリムス**　T 細胞由来の IL-2 の産生を抑制するとともに、炎症性サイトカインである TNF-α, IL-1, IL-6 の産生を抑制することにより、免疫抑制作用を示す。

(4) **トファシチニブ, バリシチニブ**　非受容体型チロシンキナーゼの一つであるヤヌスキナーゼ（JNK）を阻害することで、サイトカインが免疫細胞の受容体に結合した後の細胞内シグナル伝達を遮断し、免疫抑制作用を示す。

2　生物学的製剤

(1) **エタネルセプト**　TNF-α とリンフォトキシン-α のレセプターである。過剰に産生された TNF-α とリンフォトキシン-α を捕捉することで、それらサイトカインと細胞表面の受容体との結合を阻害し、抗リウマチ作用を発揮する。

(2) **インフリキシマブ**　TNF-α に対するモノクローナル抗体である。TNF-α に対する中和作用、受容体に結合した TNF-α の解離作用、TNF-α 産生細胞に対する細胞傷害作用により、抗リウマチ作用を発揮する。

(3) **アダリムマブ**　TNF-α に対するモノクローナル抗体である。TNF-α に選択的に結合することで、TNF-α と細胞表面の TNF-α 受容体との結合を阻害し、抗リウマチ作用を発揮する。

(4) **アバタセプト**　抗原提示細胞表面の CD80/CD86 に結合することで、T 細胞の活性化を阻害し、抗リウマチ作用を発揮する。

(5) **トシリズマブ**　IL-6 受容体に対するモノクローナル抗体である。IL-6 の生物学的作用を抑制することにより、抗リウマチ作用を発揮する。

第4節　抗炎症薬・解熱鎮痛薬・抗リウマチ薬の主な副作用

第1　NSAIDs

　非選択的 COX-2 阻害薬は，COX-1 も阻害するため，胃の粘膜保護作用をもつプロスタグランジンの産生を抑制し，潰瘍形成などの強い胃腸障害作用を示す。選択的 COX-2 阻害薬では消化管障害が起こりにくい。アスピリンによりアスピリン喘息，その他の NSAIDs によりアナフィラキシーが誘発されることがある。また，インフルエンザ罹患児への NSAIDs の投与により，インフルエンザ脳症[注9]が増悪する恐れがある。

第2　ステロイド性抗炎症薬

　連用により糖尿病，感染症，満月様顔貌，肥満，骨粗鬆症，うつ症状，消化性潰瘍，緑内障，浮腫が誘発されることがある。

第3　解熱鎮痛薬

　アセトアミノフェンは，高用量の長期投与により重篤な肝障害[注10]を引き起こす恐れがある。スルピリンは，ショックや過敏症を誘発することがある。

第4　DMARDs

　重篤な感染症を引き起こす恐れがある。メトトレキサートにより間質性肺炎，肺線維症及び肝・腎障害，レフルノミドとトファシチニブにより肝障害，タクロリムスにより腎障害が誘発されることがある。

【注　解】

1) immunoglobulin E
2) アセチルコリン受容体を遮断する作用である。
3) 細胞膜リン脂質から遊離したアラキドン酸から酵素的に産生され，強い気管支収縮作用をもつ。

4）トロンボキサン A_2 同様に　アラキドン酸から酵素的に産生され，強い気管支収縮作用をもつ。

5）ホルモンと神経伝達物質を除く，体内で産生される生理活性物質の総称である。

6）炎症は，発赤，腫脹，痛覚過敏，発熱を特徴とする（炎症の 4 徴候）。また，機能障害も生じる（前 4 徴候と合わせて，炎症の 5 徴候とされる）。

7）nonsteroidal anti-inflammatory drugs：省略形の NSAIDs は，エヌセイズと読む（単数の場合には NSAID と表し，エヌセイドと読む）。

8）disease modified anti-rheumatic drugs：省略形の DMARDs は，ディーマーズと読む（単数の場合には DMARD と表し，ディーマードと読む）。抗リウマチ薬（DMARDs）は，疾患修飾性抗リウマチ薬ともいう。

9）突然に痙攣や意識障害をきたし，致死率が高い。

10）中間代謝物の N-アセチル-p-ベンゾキノンイミンにより引き起こされる。

第10章
末梢神経系作用薬

　神経系には中枢神経系と末梢神経系がある。中枢神経系には脳と脊髄が含まれる。末梢神経系には体性神経系（動物神経系）と自律神経系（植物神経系）[注1]が存在する。

　体性神経系には大脳皮質から骨格筋に刺激を伝える運動神経と，皮膚や骨格筋から大脳皮質に刺激を伝える感覚神経がある。自律神経系には，交感神経と副交感神経がある。

　運動神経では，末端から分泌されるアセチルコリンが骨格筋のニコチン性アセチルコリン受容体[注2]（N受容体）に結合することにより，刺激が伝達される。

　交感神経では，交感神経節の節前線維末端から分泌されるアセチルコリンが節後線維のN受容体に結合すると，その刺激により節後線維末端からノルアドレナリンが分泌され，それが臓器等の効果器官のアドレナリン受容体（A受容体）に結合することにより，刺激が伝達される。副交感神経では，副交感神経節の節前線維末端からアセチルコリンが分泌され，節後線維のN受容体に結合する。その刺激により節後線維末端からアセチルコリンが分泌され，臓器等の効果器官のムスカリン性アセチルコリン受容体[注3]（M受容体）に結合することにより，刺激が伝達される。

　伝達物質としてノルアドレナリンが分泌される線維をアドレナリン作動性線維といい，アセチルコリンが分泌される線維をコリン作動性線維という。アドレナリン作動性線維の刺激薬をアドレナリン作動薬といい，遮断薬をアドレナリン遮断薬という。コリン作動性線維の刺激薬をコリン作動薬といい，遮断薬

を抗コリン薬という。

　交感神経の A 受容体には α1，α2，β1，β2，β3 受容体が存在し，副交感神経の M 受容体には M1，M2，M3，M4，M5 受容体が存在する。交感神経，副交感神経ともに，臓器により分布する受容体が異なり，それらの刺激により多彩な生理作用が発現する。交感神経は活動時に，副交感神経は休息時に優位となる。自律神経興奮により発現する主要な生理反応を表 1 に示す。

表 1　自律神経興奮により発現する主要な生理反応

部位	交感神経興奮	副交感神経興奮
心臓	心拍数増加（β1受容体）	心拍数減少（M2受容体）
気管支	拡張（β2受容体：平滑筋弛緩）	収縮，粘液分泌促進（M3受容体）
胃腸運動 胃液	抑制（β2受容体：平滑筋弛緩） ―	促進（M3受容体） 促進（M1受容体）
末梢血管 冠血管 骨格筋血管 肺血管	収縮（α1受容体） 拡張（β2受容体優位） 〃 〃	拡張（一酸化窒素遊離） 〃 〃 〃
瞳孔	散大（α1受容体：瞳孔散大筋収縮）	収縮（M3受容体：瞳孔括約筋収縮）
唾液	粘稠唾液（α1受容体）	水性唾液（M3受容体）
肝臓	グリコーゲン分解（α1・β2受容体）	―
汗腺	分泌（コリン作動性）	―

第 1 節　交感神経作用薬の分類と種類並びに作用機序

　交感神経作用薬には，アドレナリン作動薬とアドレナリン遮断薬がある。アドレナリン作動薬は，ノルアドレナリンが A 受容体に結合したときと同様の生理機能の変化（図 24）をもたらし，アドレナリン遮断薬はノルアドレナリンの作用に拮抗する。

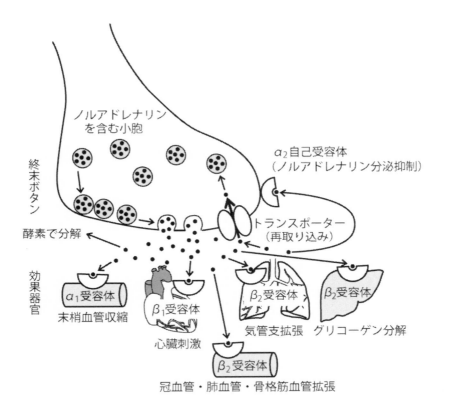

図 24 アドレナリン受容体刺激による生理機能の変化

第1 アドレナリン作動薬

1 α・β 刺激薬

(1) **アドレナリン** α受容体に対する作用よりもβ受容体に対する作用の方が強い。アナフィラキシーの第一選択薬として使用される。

(2) **ノルアドレナリン** α, β_1 受容体に作用し, 低血圧, ショックに使用される。

(3) **ドパミン** 交感神経節後線維からのノルアドレナリンの遊離を促進するとともに, β_1 受容体にも結合し作用を表す。また, ドパミン受容体である D_1

74

受容体を介して腎血管を拡張させる。急性循環不全（出血性ショック[注4]，心原性ショック[注5]）に使用される。

　(4)　**エフェドリン**　ノルアドレナリンの遊離を促進することにより血管収縮作用，心機能亢進作用を示す。また，β_2受容体に結合して気管支平滑筋を弛緩させ，気管支喘息を改善する。

　(5)　**α 刺激薬**　α_1受容体に結合して末梢の血管を収縮させるフェニレフリン，ナファゾリン（局所使用のみ）がある。選択的 α_1 受容体刺激作用を有するミドドリンは，本態性低血圧や起立性低血圧に用いられる。また，α_2受容体に結合してノルアドレナリンの遊離を抑制するクロニジンがあり，高血圧症に用いられる。

　(6)　**β 刺激薬**　β_1受容体に結合して心収縮力を高めるドブタミン，β_1，β_2受容体に結合して徐脈，急性心不全，気管支喘息を改善するイソプレナリン，及び β_2 受容体に結合して気管支喘息を改善するサルブタモール，テルブタリンがある。

第 2　アドレナリン遮断薬

　1　**α 遮断薬**　α_1受容体を遮断するプラゾシン，ドキサゾシンがある。高血圧症に用いられる。

　2　**β 遮断薬**　β_1，β_2受容体をともに遮断するものにプロプラノロール，ピンドロールがある。β_1受容体を特異的に遮断するものにメトプロロール，アセブトロールがある。いずれも心機能を抑制することから，狭心症，不整脈，高血圧症に用いられるが，β_2受容体遮断作用をもつプロプラノロールとピンドロールは気管支喘息を悪化させるので注意が必要である。

第 2 節　副交感神経作用薬の分類と種類並びに作用機序

　副交感神経作用薬には，コリン作動薬と抗コリン薬がある。コリン作動薬は，アセチルコリンが M 受容体に結合したときと同様の生理機能の変化（図 25）

をもたらし，抗コリン薬はアセチルコリンの作用に拮抗する。

第1 コリン作動薬

1 コリンエステル類 アセチルコリン，ベタネコールがある。ともに，消化管の運動を高めることから，腸管麻痺等に使用される。

2 アセチルコリンエステラーゼ阻害薬 アセチルコリンを分解するアセチルコリンエステラーゼを阻害する。排尿困難等に用いるネオスチグミン，ジスチグミン臭化物がある。

3 ピロカルピン 毛様体筋の M_3 受容体に作用し，眼圧を低下させる。

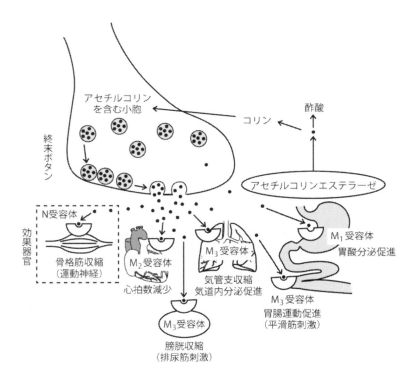

図 25 アセチルコリン受容体刺激による生理機能の変化

第 2　抗コリン薬

1　アルカロイド類　アトロピン，スコポラミンがある。ともに，唾液や気道内の分泌，副交感神経反射を抑えることから，麻酔前投与薬として用いられる。アトロピンは，有機リン中毒の症状（アセチルコリンが蓄積することにより発現）を改善する。さらに，消化管，胆管，尿管の平滑筋に存在する M_3 受容体を遮断することにより，それらの痙攣性の痛みを抑える[注6]。

2　ブチルスコポラミン臭化物　消化管，胆管，尿管の平滑筋に存在する M_3 受容体を遮断することにより，それらの痙攣性の痛みを抑える。

3　トロピカミド　瞳孔括約筋の M_3 受容体を遮断することにより，瞳孔を散大させる。

4　トリヘキシフェニジル　大脳の線条体の M_3 受容体を遮断することにより，同部位の異常興奮によるパーキンソン症状を抑える。

5　ピレンゼピン　胃粘膜の M_1 受容体を遮断することにより胃酸の分泌を抑制し，消化器系潰瘍を改善する。

6　メペンゾラート臭化物　下部消化管の M_3 受容体を遮断することにより腸運動を抑制し，過敏性腸症候群を改善する。

抗コリン薬の副作用には，口渇，便秘，尿閉，眼圧上昇（緑内障），顔面紅潮がある。

第 3 節　運動神経作用薬の分類と種類並びに作用機序

第 1　アセチルコリンエステラーゼ阻害薬

神経筋終板におけるアセチルコリンの濃度を増加させ，重症筋無力症患者の筋力を回復させるネオスチグミン，ジスチグミン臭化物がある。

第 2　筋弛緩薬

骨格筋の N 受容体を遮断することにより骨格筋を弛緩させるツボクラリン，スキサメトニウム塩化物がある。ツボクラリンは臨床で用いられることはない

が，スキサメトニウム塩化物は麻酔時や気管内挿管時の筋弛緩に用いられる。

第4節　局所麻酔薬の分類と種類並びに作用機序

局所麻酔の方法には以下の5種類がある。

①　表面麻酔：塗布又は洞内注入により粘膜表面の知覚を麻痺させる。

②　浸潤麻酔：局部注射により周囲組織に浸潤させて知覚を麻痺させる。

③　伝達麻酔：神経節，神経叢，神経幹の近傍に注入し，神経支配下の知覚を麻痺させる。

④　硬膜外麻酔：硬膜外腔に注入し，脊髄神経を麻痺させる。

⑤　脊髄くも膜下麻酔：脊髄くも膜下腔に注入し，神経根を麻痺させて支配下の広領域の知覚を消失させる。

第1　エステル型　（-COO-）

1　**プロカイン**　短時間作用型で，浸潤麻酔，伝達麻酔，硬膜外麻酔に用いられる。

2　**コカイン**　中時間作用型で，表面麻酔のみに用いられる。

3　**テトラカイン**　長時間作用型で，表面麻酔，脊髄くも膜下麻酔に用いられる。

第2　アミド型　（-CONH-）

1　**リドカイン**　中時間作用型で，表面麻酔，浸潤麻酔，伝達麻酔，硬膜外麻酔，脊髄くも膜下麻酔に用いられる。臨床での使用頻度が最も高い。

2　**メピバカイン**　中時間作用型で，浸潤麻酔，伝達麻酔，硬膜外麻酔に用いられる。

3　**ブピバカイン**　長時間作用型で，伝達麻酔，硬膜外麻酔，脊髄くも膜下麻酔に用いられる。

　いずれも知覚神経の伝導を遮断して，無痛を生じさせる。電位依存性ナトリウムチャネルに結合して，ナトリウムイオンの細胞内への流入を遮断し，活動電位の発生を抑制することにより神経伝導を遮断する（図 26）。

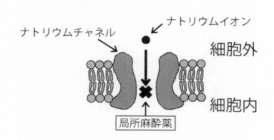

図 26　局所麻酔薬の作用機序

　エステル型のプロカインはパラアミノ安息香酸に代謝され，それに対するアレルギー反応が起こることがある。アミド型では，製剤中に添加された保存薬のパラオキシ安息香酸メチル[注7]に対するアレルギー反応が起こることがある。

【注　解】
1) 視床下部により制御されている。
2) 外部から与えられたニコチンが結合し，アセチルコリンが結合したときと同様の作用が表れることから，そのように呼ばれる。
3) 外部から与えられたムスカリンが結合し，アセチルコリンが結合したときと同様の作用が表れることから，そのように呼ばれる。
4) 多量出血により引き起こされる急性の循環障害である。
5) 急性心筋梗塞等により心臓の拍出量が低下して引き起こされる急性の循環障害である。
6) 鎮けい作用という。
7) 一般にメチルパラベンと呼ばれる。

第11章
中枢神経系作用薬

　中枢神経系の情報伝達は，様々な興奮性・抑制性伝達物質が対応する受容体に結合することにより行われている。それら情報伝達に異常が生じることにより，中枢神経系の機能障害が発生し，様々な疾患を発症する。基本的に，中枢神経系機能が過度に興奮又は抑制されることが原因であり，そのような異常機能を調整する作用を持つのが中枢神経系作用薬である。中枢神経系における神経伝達物質とその効果を表2に示す。

表 2　中枢神経系における神経伝達物質とその効果

分類	神経伝達物質	受容体効果	発現作用
コリンエステル	アセチルコリン	興奮	覚醒，短期記憶，学習，運動
生体アミン	ノルアドレナリン	興奮	覚醒，気分高揚，心血管系制御
	ドパミン	興奮（D_2受容体）	情動発現，報酬系賦活，運動制御
	セロトニン	抑制（5-HT$_1$受容体）	気分と情動の制御（セロトニン自己受容体を介したドパミン・ノルアドレナリン神経活性化），体温調節，痛覚遮断
		興奮（5-HT$_2$受容体）	睡眠・覚醒制御（グルタミン酸神経活性化，ドパミン・ノルアドレナリン神経抑制），摂食調節
		興奮（5-HT$_3$）	嘔吐
アミノ酸	GABA	抑制	クロライドイオン流入による過分極により神経興奮抑制
	グリシン	抑制	クロライドイオン流入による過分極により神経興奮抑制
	グルタミン酸	興奮	ナトリウムイオン流入による脱分極により神経興奮
神経ペプチド	オレキシン	興奮	覚醒
	サブスタンスP	興奮	脊髄における痛みの伝達
	エンケファリン	抑制	鎮痛

第 1 節　抗精神病薬（統合失調症治療薬）の分類と種類 並びに作用機序

　統合失調症は，内因性精神病の一つであり，多くの場合に回復は不完全である。陽性症状と陰性症状がある。陽性症状は，妄想，幻覚，支離滅裂な言葉，行動障害などが認められる。一方，陰性症状は，社会的孤立，感情の平坦化，意欲の欠如，会話・思考の貧困などが認められる。統合失調症の成因については不明な部分が多いが，ドパミン神経とセロトニン神経がともに異常興奮することにより発症すると考えられている。

第 1　定型抗精神病薬

　1　フェノチアジン誘導体　クロルプロマジン，レボメプロマジン，ペルフェナジン，フルフェナジン，プロペリシアジンがある。

　2　ブチロフェノン誘導体　ハロペリドール，ブロムペリドール，スピペロンがある。

　3　ベンザミド誘導体　スルピリドがある。

　4　チエピン誘導体　ゾテピンがある。

　いずれも，主としてドパミン受容体である D_2 受容体を遮断し，陽性症状を改善する。副作用として，パーキンソン症候群，アカシジア[注1]，ジスキネジア[注2]，悪性症候群[注3]が出現することがある。

第 2　非定型抗精神病薬

　1　セロトニン・ドパミン拮抗薬　リスペリドン，ペロスピロン，ブロナンセリン，アセナピンがある。

　2　クロザピンと類似化合物　クロザピン，オランザピン，クエチアピンがある。

　3　アリピプラゾールと類似化合物　アリピプラゾール，ブレクスピプラゾールがある。

　いずれも，陽性症状のみならず陰性症状も改善する。リスペリドン，ペロ

スピロン，ブロナンセリン，アセナピン，オランザピン，クエチアピンは，D_2受容体,セロトニン受容体である 5-HT_{2A} 受容体などを遮断する。クロザピンは，中脳辺縁系ドパミン神経に対する選択的抑制が考えられている。治療抵抗性統合失調症に有効である。アリピプラゾールは，ドパミン作動性神経伝達が過剰活動の場合は D_2 受容体のアンタゴニストとして，同神経伝達が低下している場合は D_2 受容体のアゴニストとして作用する。効果の出現が緩徐であるので，強力な鎮静は期待できない。また，5-HT_{1A} 受容体の部分アゴニスト作用及び 5-HT_{2A} のアンタゴニスト作用を有している。ブレクスピプラゾールは，セロトニンとドパミンの量を適切に調整し，鎮静効果が強い。いずれも，パーキンソン症候群等の副作用は表れにくい。アリピプラゾールとブレクスピプラゾール以外は，高血糖が出現しやすい。クロザピンは無顆粒球症や好中球減少症を，アリピプラゾールは不眠や衝動制御障害を発症することがある。

　抗精神病薬の共通の副作用として，抗ヒスタミン作用による鎮静，α_1 受容体遮断作用による起立性低血圧症，抗コリン作用による口渇・便秘・尿閉などが出現しやすい。抗精神病薬の作用機序を図 27 に示す。

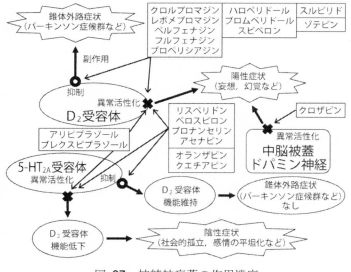

図 27　抗精神病薬の作用機序

第 2 節　抗うつ薬・気分安定薬の分類と種類並びに作用機序

　気分障害には,「気がめいる」「気が沈む」「憂うつ」「うっとおしい」などと
表現される抑うつ気分,「億劫」「やる気が出ない」「気力がわかない」などと表
現される精神運動制止,思考制止などを主症状とするうつ病,うつ病と正反対
に気分の高揚を主症状とする躁病がある。うつ病の生物学的病因には諸説があ
るが,セロトニンを中心としたモノアミン作動性神経の機能低下が最も大きな
原因と考えられている。躁病では,それら機能が亢進している。

第 1　抗うつ薬

　1　三環系　アミトリプチリン,イミプラミン,ノルトリプチリン,デシプラ
ミン,アモキサピンがある。
　　ノルアドレナリン及びセロトニンのシナプス前膜への再取り込みを阻害す
ることにより,うつ症状を改善する。副作用として,抗コリン作用による口
渇・便秘・尿閉,抗 α_1 受容体作用による低血圧・鎮静,ナトリウムチャネル
阻害による心毒性,悪性症候群などが出現することがある。
　2　四環系　マプロチリン,ミアンセリンがある。マプロチリンはノルアドレ
ナリンのシナプス前膜への取り込みを阻害することにより,ミアンセリンは
α_2 自己受容体を阻害してノルアドレナリンの放出を促進することにより,う
つ症状を改善する。三環系より副作用は弱いが,眠気が表れやすい。
　3　SARI [注4)]　トラゾドンがある。セロトニンの前シナプスへの再取り込みの
阻害作用と,セロトニン受容体である 5-HT$_{2A}$ の拮抗作用により,うつ症状を改
善する。眠気の副作用がある。
　4　SSRI [注5)]　フルボキサミン,パロキセチン,セルトラリン,エスシタロプ
ラムがある。セロトニンのシナプス前膜への再取り込みを特異的に阻害するこ
とにより,うつ症状を改善する。副作用は非常に少なく,初期における悪心等
の消化管症状が表れる程度である。
　5　SNRI [注6)]　ミルナシプラン,デュロキセチン,ベンラファキシンがある。
セロトニンとノルアドレナリンのシナプス前膜への再取り込みを同程度に阻害

することにより，うつ症状を改善する。SSRI と同様に副作用は非常に少ない。

6 NaSSA[注7]　ミルタザピンがある。セロトニン受容体である 5-HT$_{1A}$ の活性化，並びに α_2 自己受容体と α_2 ヘテロ受容体[注8]の拮抗作用に基づくノルアドレナリンとセロトニンの放出促進により，うつ症状を改善する。副作用として，眠気が表れやすい。

7 セロトニン再取り込み阻害・セロトニン受容体調節薬　ポルチオキセチンがある。セロトニンの再取り込みとセロトニンの受容体に作用することにより，うつ症状を改善する。副作用として，眠気が表れることがある。

　抗うつ薬の作用機序を図 28 に示す。

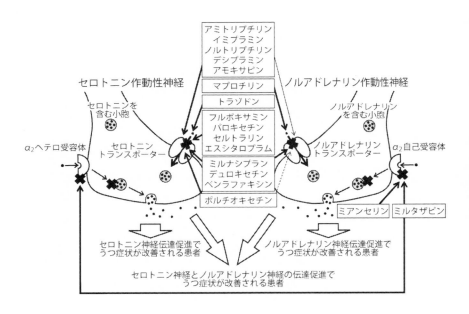

図 28　抗うつ薬の作用機序

第 2　気分安定薬

1　**炭酸リチウム**　節前線維からのノルアドレナリンの遊離抑制と，節後線維でのセカンドメッセンジャー[注9]の生成阻害により，神経の異常な興奮を是正し，躁病及び躁うつ病の躁症状を改善する。治療域が狭いので，悪心，食欲不振，振戦，運動失調などの副作用が出現しやすい。

2　**カルバマゼピン**　ナトリウムチャネルに結合し，ナトリウムイオンの流入を阻害する。それにより神経興奮が抑制され，躁病及び躁うつ病の躁状態が改善される。

3　**バルプロ酸**　抑制性伝達物質である GABA の分解を抑制することにより，躁病及び躁うつ病の躁状態を改善する。

第 3 節　抗不安薬・催眠薬の分類と種類並びに作用機序

不安障害は，不安を主な症状とする神経症性障害であり，恐怖症性不安障害，パニック障害，全般性不安障害がある。

不眠は，睡眠に対する不足感が強く，身体的，精神的，社会生活上に支障をきたしている状態を指す。不眠の原因には，身体的要因（痛みなどの身体的苦痛），生理的要因（騒音，光など），心理的要因（急性・慢性のストレスなど），精神疾患，及び薬剤摂取（鎮咳剤，インターフェロン，ステロイドなど）がある。また，症状により入眠障害，中途覚醒・再入眠困難，早朝覚醒，及び熟眠困難に分類される。

第 1　抗不安薬

1　ベンゾジアゼピン系

（1）　**短時間作用型**　エチゾラム，クロチアゼパムがある。両者は便宜上ベンゾジアゼピン系に分類されるが，正確にはチエノジアゼピン系の薬物である。

（2）　**中間作用型**　アルプラゾラム，ロラゼパムがある。

（3）　**長時間作用型**　ジアゼパム，オキサゾラム，クロルジアゼポキシドがあ

る。

ベンゾジアゼピン系薬物は，GABA$_A$受容体に連結したベンゾジアゼピン受容体に結合し，GABA 神経系の機能を亢進させる。それにより中枢神経系が抑制され，不安や緊張が消失又は減少する。催眠，中枢性筋弛緩，健忘などの副作用が出現しやすい。連用により，薬物依存を生じることがある。

2　セロトニン受容体作用薬　タンドスピロンがある。

3　SSRI　パロキセチンがある。

セロトニン受容体作用薬，SSRI は，セロトニン機能を亢進させ，不安症状を改善させる。副作用は非常に少なく，治療初期において悪心等の消化管症状が表れる程度である。

4　ヒドロキシジン　視床，視床下部，大脳辺縁系に作用し，抗不安作用を示す。また，抗ヒスタミン作用を有し，抗嘔吐作用，抗アレルギー作用を示す。

第2　催眠薬

1　ベンゾジアゼピン系

(1)　**短時間作用型**　トリアゾラム，エチゾラム，リルマザホンがある。

(2)　**中間作用型**　フルニトラゼパム，エスタゾラム，ニトラゼパムがある。

(3)　**長時間作用型**　フルラゼパムがある。

2　非ベンゾジアゼピン系

(1)　**超短時間作用型**　ゾピクロン，エスゾピクロン，ゾルピデムがある。作用機序はベンゾジアゼピン系薬物と同様である。連用により，薬物依存を生じることがある。

3　メラトニン[注10]**受容体作動薬**　ラメルテオンがある。メラトニン受容体に結合し，鎮静作用や抗不安作用によらない睡眠をもたらす。

4　オレキシン受容体拮抗薬　スボレキサント，レンボレキサントがある。覚醒を促進する神経ペプチドのオレキシンが受容体に結合するのを可逆的に阻害することにより，睡眠をもたらす。副作用として悪夢をみることがある。

5　バルビツール酸系

(1)　**短時間作用型**　ペントバルビタール，セコバルビタールがある。

（2）　**中間作用型**　アモバルビタールがある。

バルビツール酸系薬物は，GABA$_A$ 受容体に連結したバルビツール酸受容体に結合し，GABA 神経系の機能を亢進させることにより催眠作用を発揮する。過量により，麻酔状態となり，刺激しても覚醒しなくなる。また，呼吸抑制・呼吸停止を誘発することがある。連用により，薬物依存を生じることがある。

ベンゾジアゼピン・非ベンゾジアゼピン・バルビツール酸系抗不安薬，催眠薬の作用機序を図 29 に示す。

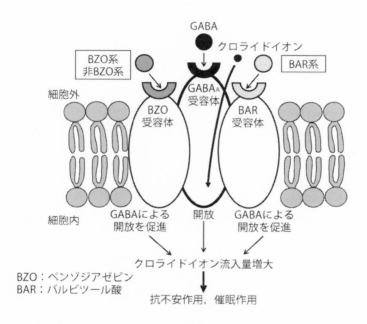

図 29　ベンゾジアゼピン・非ベンゾジアゼピン・バルビツール酸系
抗不安薬，催眠薬の作用機序

第4節　パーキンソン病治療薬の分類と種類　並びに作用機序

　パーキンソン病は，中脳の黒質緻密層の変性（ドパミン神経の変性）により，線条体（被殻，尾状核）におけるドパミンが枯渇するために引き起こされる。本症は，振戦，筋固縮（筋強剛），無動（寡動や動作緩慢），姿勢反射障害の4大神経症状を特徴とする。

第1　ドパミン作用薬

　1　レボドパ　ドパミンの前駆物質であり，血液脳関門を通過し芳香族L-アミノ酸デカルボキシラーゼ（AADC ^{注11)}）によりドパミンとなり，抗パーキンソン病作用を発揮する。ジスキネジア，悪心，起立性低血圧などの副作用が出現することがある。

　2　カルビドパ　血液脳関門を通過せず，末梢臓器のAADCを阻害する。レボドパを効率的に中枢へ移行させるために同薬物と併用される。

　3　ゾニサミド　ドパミンの代謝抑制作用や放出促進作用により，レボドパの作用を増強する。

第2　ドパミン受容体作用薬

　非麦角薬のタリペキソール，プラミペキソール，ロピニロール，麦角薬のブロモクリプチン，カベルゴリンがある。いずれも，D_2受容体を刺激することにより抗パーキンソン病作用を発揮する。副作用として，眠気が出現しやすい。カベルゴリンは，高プロラクチン血症の治療にも用いられる。

第3　ドパミン分解酵素阻害薬

　セレギリンがある。モノアミン酸化酵素（MAO ^{注12)}）を阻害してドパミンの分解を抑制することにより，抗パーキンソン病作用を発揮する。チーズなどチラミンを多く含む食物との併用により，高血圧発作を誘発することがある。

第4　カテコール O-メチルトランスフェラーゼ（COMT [注13]）阻害薬

エンタカポンがある。COMT を阻害し，レボドパの末梢での分解を抑制する。

第5　その他のカテコラミン[注14] 系薬

1　アマンタジン　ドパミンの分泌を促進することにより，抗パーキンソン病作用を発揮する。

2　ドロキシドパ　AADC によりノルアドレナリンに変換され，パーキンソン病関連症状の一つであるすくみ足を改善する。

第6　中枢性抗コリン作用薬

トリヘキシフェニジル，ビペリデンがある。線条体の M_1 受容体を阻害することにより，抗パーキンソン病作用を発揮する。

抗パーキンソン病薬の作用機序を図 30 に示す。

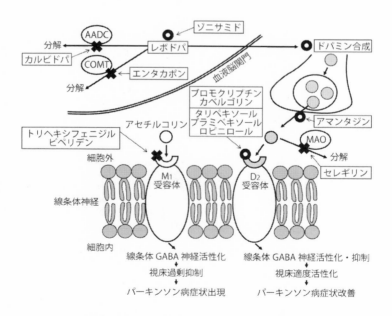

図 30　抗パーキンソン病薬の作用機序

第5節　抗てんかん薬の分類と種類並びに作用機序

　てんかんは，一般に意識障害とともに突発性で短時間の痙攣発作を起こす慢性の脳疾患を指す。痙攣発作を伴わず，意識障害，運動障害，知覚障害，自律神経障害，精神障害の発作だけを起こすものもある。てんかん発作型の国際分類法（2017年）では，1）一側大脳半球の一部から始まる焦点起始発作，2）意識障害に始まり，症状が左右対称性で，脳波にも両側性に異常波がみられる全般起始発作，3）起始不明発作，4）分類不能発作の4種類に分類される。いずれも，ナトリウムチャネル，カルシウムチャネルの過活性化による脳神経の異常興奮により誘発される。

第1　フェニトイン系

　フェニトイン，ホスフェニトインナトリウム水和物，エトトインがある。ホスフェニトインナトリウム水和物は，フェニトインのプロドラッグ[注15]である。ナトリウムチャネルに作用（不活性化からの回復を遅らせる）して神経興奮を抑制することにより，抗てんかん作用を発揮する。フェニトインでは，歯肉の過形成，多毛症，低カルシウム血症，眼振，運動失調などの副作用が出現することがある。

第2　バルビツール酸系

　1　フェノバルビタール　GABA$_A$受容体に作用してGABA神経系の機能を亢進させる。それにより興奮性神経が抑制され，抗てんかん作用が発現する。過量により，麻酔状態となり，刺激により覚醒しなくなる。また，呼吸抑制・呼吸停止を誘発することがある。連用により，薬物依存を生じることがある。

　2　プリミドン　一部，体内で分解され，活性代謝物のフェノバルビタールとフェニルエチル-マロナミドを生じる。連用により，薬物依存を生じることがある。

第3　ベンゾジアゼピン系

　ジアゼパム，クロナゼパム，クロバザム，ミダゾラムがある。$GABA_A$受容体に作用して GABA 神経系の機能を亢進させる。それにより興奮性神経が抑制され，抗てんかん作用が発現する。副作用には，催眠，中枢性筋弛緩，健忘がある。連用により，薬物依存を生じることがある。

第4　スクシミド系

　エトスクシミドがある。カルシウムチャネルに作用して神経興奮を抑制することにより，抗てんかん作用を発揮する。

第5　ベンズイソキサゾール（スルホンアミド）系

　ゾニサミドがある。ナトリウムチャネルとカルシウムチャネルに作用して神経興奮を抑制することにより，抗てんかん作用を発揮する。成人部分てんかんの第一選択薬である。

第6　イミノスチルベン系

　カルバマゼピンがある。ナトリウムチャネルに結合して神経興奮を抑制することにより，抗てんかん作用を発揮する。成人部分てんかんの第一選択薬である。

第7　その他

　1　バルプロ酸　GABA の分解を抑制することにより，抗てんかん作用を発揮する。成人全般てんかんの第一選択薬である。但し，催奇形性（10.3%）があるので，妊婦には禁忌である。

　2　ガバペンチン　カルシウムイオンの流入を抑制することにより，抗てんかん作用を発揮する。

　3　レベチラセタム　神経終末のシナプス小胞と結合することにより，抗てんかん作用を発揮する。成人部分てんかんの第一選択薬である。

　4　トピラマート　ナトリウムチャネルとカルシウムチャネルを阻害するこ

と，GABA_A 受容体機能を亢進すること及びグルタミン酸受容体機能を抑制することにより，抗てんかん作用を発揮する。成人部分てんかんの第一選択薬であるが，他の抗てんかん薬と併用する。

5 ラモトリギン，ラコサミド ナトリウムチャネルを抑制することにより，抗てんかん作用を発揮する。ラモトリギンは，成人部分てんかんの第一選択薬であるが，用法・用量を超えて投与すると，皮膚障害の発生率が高くなる。

抗てんかん薬の作用機序を図 31 に示す。

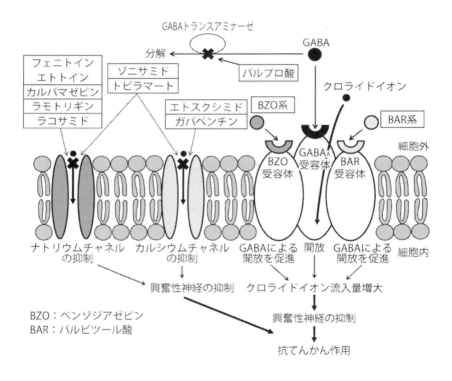

図 31 抗てんかん薬の作用機序

第 6 節　全身麻酔薬の分類と種類並びに作用機序

　全身麻酔薬は，中枢神経系を全般的かつ可逆的に抑制する。全身麻酔時には全ての感覚が認知できなくなる。麻酔状態では，意識消失，健忘，不動化（侵害刺激に対して反応しない状態）が認められる。意識消失や健忘は脊髄より上位（脳幹，中脳，大脳皮質など）の抑制により起こり，不動化は脊髄より上位及び脊髄の感覚・運動神経の抑制により起こる。麻酔深度は，麻酔の浅い順に1 相（鎮痛期：鎮痛・健忘出現），2 相（興奮期：興奮出現），3 相（外科的麻酔期：意識消失）で表わされる。手術は 3 相で行う。3 相を超えると，延髄抑制により呼吸や心機能が停止する。

第 1　吸入麻酔薬

　吸入麻酔薬は，気体又はガス状の薬物で，吸入により肺から吸収される。麻酔作用の強さを示すのに最小肺胞内濃度（MAC [注16]）が用いられる。MAC は50%のヒトに不動化が得られる肺胞分圧であり，この値が小さいほど麻酔作用が強い。オバートン・メイヤーの法則[注17]により，オリーブ油への溶解性（オイル／ガス分配係数：λ）と MAC を掛け合わせると概ね一定（1.3 程度）となる。

　吸入麻酔薬には亜酸化窒素（笑気），デスフルラン，セボフルラン，イソフルランがある。これらの特性を表 3 に示す。

表 3　吸入麻酔薬の特性

薬物	特徴	MAC (atm)	λ
亜酸化窒素（笑気）	麻酔の導入・覚醒は速やかであるが，麻酔作用が弱いため他の麻酔薬と併用する（鎮痛作用を有し，気道刺激性はない）	1.01	1.4
デスフルラン	麻酔の導入・覚醒が非常に速やかである（気道刺激性がある）	0.07	18.7
セボフルラン	麻酔の導入・覚醒が円滑かつ速やかである（気道刺激性は少ない）	0.02	51
イソフルラン	麻酔の導入・覚醒が速やかである（気道刺激性がある）	0.0114	98

第2 静脈内麻酔薬

麻酔薬の静脈内投与により，速やかに血中濃度を上昇できるので，麻酔の導入薬として広く用いられている。

　1　**プロポフォール**　すばやく代謝され，覚醒が早い。日帰り手術の際の麻酔の導入や維持に使用される。また，集中治療における人工呼吸の鎮静に使用される。但し，小児の人工呼吸の鎮静には禁忌である。

　2　**レミマゾラム**　超短時間作用型のベンゾジアゼピン系薬物である。全身麻酔の導入・維持に使用される。

　3　**チオペンタール**　バルビツール酸系薬物で，短時間の外科手術に有用である。延髄抑制（呼吸中枢抑制）に注意する必要がある。

　4　**チアミラール**　バルビツール酸系薬物で，短時間の外科手術に有用である。呼吸中枢抑制に注意する必要がある。

　5　**ドロペリドール**　ブチロフェノン誘導体であり，鎮静作用が非常に強い。麻薬性鎮痛薬のフェンタニルと併用して麻酔の導入（ニューロレプト麻酔[注18]）に使用される。

第3 麻酔前投与薬

全身麻酔をスムーズに行うことと，全身麻酔の悪影響を防止するために用いられている。

　1　**モルヒネ，フェンタニル，レミフェンタニル**　麻薬性鎮痛薬であり，痛みの閾値を上昇させる。

　2　**アトロピン，スコポラミン**　抗コリン作用により，唾液や気道内の分泌を抑えるとともに，副交感神経反射を抑える。スコポラミンは，鎮静作用を有している。

　3　**ミダゾラム，ジアゼパム**　抗不安作用により手術に対する不安を除去するとともに，順行性健忘作用[注19]により手術の記憶をなくす。

　4　**ヒドロキシジン**　抗ヒスタミン作用により嘔吐を抑えるとともに，抗不安作用により手術に対する不安を除去する。

　5　**ドロペリドール**　鎮静・催眠をもたらす。

全身麻酔薬の作用機序を図 32 に示す。

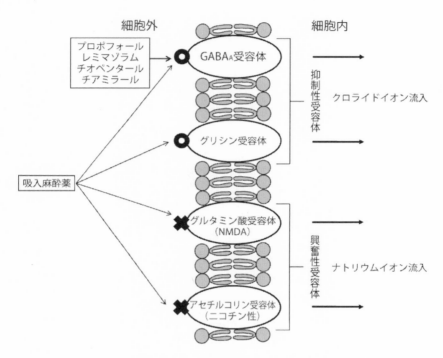

図 32　全身麻酔薬の作用機序

第 7 節　神経伝達抑制性鎮痛薬の分類と種類 並びに作用機序

第 1　オピオイド作動性薬物

　一次求心性神経終末，脊髄，脳幹，脳に存在するオピオイド受容体に結合し，末梢性・中枢性の強い鎮痛作用を発揮し，全ての痛みに効く薬物をオピオイド作動性薬物という。それには，麻薬性鎮痛薬（依存性の強いもの）と非麻薬性

鎮痛薬（依存性の弱いもの）がある。主要なオピオイド受容体は μ オピオイド受容体[注20] である。耐性が生じやすい。副作用には，呼吸抑制，腸運動抑制，嘔吐などがある。

1 麻薬性鎮痛薬

(1) アヘンアルカロイド系

① **モルヒネ** ケシの種子から得られるアヘン[注21]に約 10%含まれる。術後，がん等における激しい疼痛の鎮痛に用いられる。

② **オキシコドン** アヘン成分のテバインから合成される。経口投与した時の鎮痛効果はモルヒネの 1.5 倍である。がん性疼痛の鎮痛に用いられる。

③ **コデイン** アヘン成分であり，鎮痛作用は代謝物のモルヒネによる[注22]。鎮痛効果はモルヒネ単独投与時の 1/6 である。鎮咳作用が強い。

(2) 合成麻薬

① **フェンタニル** 鎮痛効果はモルヒネの 100 倍である。全身麻酔の導入，及び術後，がん等における激しい疼痛の鎮痛に用いられる。

② **レミフェンタニル** 鎮痛効果はモルヒネの 2,100 倍である。代謝が非常に速く，全身麻酔の導入及び鎮痛に用いられる。

③ **ペチジン** 鎮痛効果はモルヒネの1/10 である。依存性はモルヒネより弱い。

2 非麻薬性鎮痛薬

(1) **ペンタゾシン** 鎮痛効果はモルヒネの 1/2〜1/6 である。μ オピオイド受容体の弱い拮抗作用を有す。κ オピオイド受容体[注23] 作動薬として鎮痛作用を発揮するが，不快気分をもたらす。

(2) **ブプレノルフィン** 鎮痛効果はモルヒネの 33 倍である。μ オピオイド受容体の部分作動薬である。

(3) **トラマドール** 鎮痛効果はモルヒネの1/5 である。μ オピオイド受容体の部分作動薬である。また，ノルアドレナリンとセロトニンの再取り込み阻害作用を有する。

3 オピオイド受容体拮抗薬

μ オピオイド受容体の強い拮抗作用を有する。

(1) **ナロキソン** 麻薬による呼吸抑制を改善する。

（2）　**レバロルファン**　分娩時に投与された麻薬による新生児の呼吸抑制を予防する。

第 2　非オピオイド作動性薬物

1　**プレガバリン**　カルシウムチャネルに結合し，グルタミン酸等の興奮性神経伝達物質の放出を抑制する。帯状疱疹後神経痛，糖尿病や抗がん薬による神経障害性疼痛を緩和する。抗てんかん薬としても用いられる。妊娠初期の使用により，出生児の先天異常が増すとの報告がある。

神経伝達抑制性鎮痛薬の作用機序を図 33 に示す。

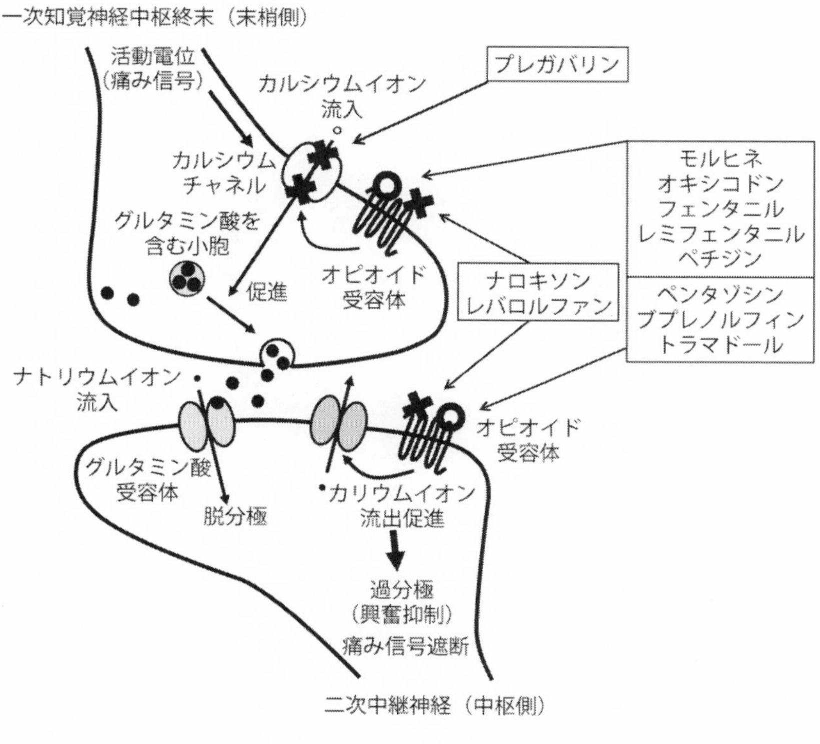

一次知覚神経中枢終末（末梢側）

活動電位
（痛み信号）

カルシウムイオン
流入

プレガバリン

カルシウム
チャネル

グルタミン酸を
含む小胞

モルヒネ
オキシコドン
フェンタニル
レミフェンタニル
ペチジン

促進

オピオイド
受容体

ナロキソン
レバロルファン

ペンタゾシン
ブプレノルフィン
トラマドール

ナトリウムイオン
流入

オピオイド
受容体

グルタミン酸
受容体

カリウムイオン
流出促進

脱分極

過分極
（興奮抑制）
痛み信号遮断

二次中継神経（中枢側）

図 33　神経伝達抑制性鎮痛薬の作用機序

【注　解】

1) 静座不能症といわれ，身体を動かさずにじっとしていることができない。

2) 口，舌，顔面に常同性の不随意運動が表れる。

3) 高熱，意識障害，筋硬直などを呈する。

4) serotonin 2 antagonist and reuptake inhibitor（セロトニン遮断再取り込み遮断薬）

5) selective serotonin reuptake inhibitors（選択的セロトニン再取り込み阻害薬）

6) serotonin-norepinephrine reuptake inhibitors（セロトニン・ノルアドレナリン再取り込み阻害薬）

7) noradrenergic and specific serotonergic antidepressant（ノルアドレナリン作動性・特異的セロトニン作動性薬）：省略形の NaSSA は，ナッサと読む。

8) セロトニン作動性神経に存在する α_2 受容体で，ノルアドレナリンが結合するとセロトニンの放出が抑制される。

9) ホスファチジルイノシトール三リン酸とジアシルグリセロールである。

10) 松果体から分泌される睡眠作用をもたらすホルモンである。

11) aromatic L-amino acid decarboxylase

12) monoamine oxidase：省略形の MAO は，マオーと読む。

13) catechol O-methyltransferase：省略形の COMT は，コムトと読む。

14) カテコール基とアミノ基を有する神経伝達物質のドパミン，ノルアドレナリン，アドレナリンの総称である。アミノ酸のチロシンから生合成される。

15) 自身は薬理活性をもたないが，体内で代謝等により構造が変化し，薬理活性を有する物質に変化する。

16) minimum alveolar concentration：省略形の MAC は，マックと読む。

17) 英語では Meyer-Overton rule と表記される。

18) 神経遮断性無痛法。意識を保ちながら鎮痛と健忘をもたらす静脈麻酔法である。

19) 前向性健忘作用ともいう。この場合には，ミダゾラム投与以降の記憶を喪失させる。

20) ミューオピオイド受容体と読む。MOP 受容体とも表記する。

21) ケシの未熟果に切り込みを入れて得られる乳液状の物質を乾燥させたもの。

22) コデインの 0.6%程度がモルヒネに代謝される。

23) カッパオピオイド受容体と読む。KOP 受容体とも表記する。

第 12 章
心臓・血管系作用薬

第 1 節　心不全治療薬の分類と種類並びに作用機序

　心不全とは，心拍出量が不十分となり，末梢組織に血液を供給できない状態
をいう。心臓の収縮機能が低下する収縮不全と拡張機能が低下する拡張不全が
ある。収縮不全では，心拍出量の減少を補うために，心臓の内腔の拡大と心筋
肥大を生じる。循環（血圧）を維持するために交感神経が興奮し，それが心臓
の負担を増すことになる。また，腎血流量が低下することにより，レニン・ア
ンギオテンシン・アルドステロン（RAA[注1]）系が刺激されて，血管収縮，腎
からの水とナトリウムの再吸収が増加し，浮腫を生じる。

第 1　血管拡張薬
　1　**アンギオテンシン変換酵素（ACE[注2]）阻害薬**　エナラプリル，リシノプリ
ルがある。アンギオテンシンⅡの産生を阻害し，心臓の後負荷[注3]を減少させる。
また，心筋リモデリング[注4]を防止する。副作用には，乾性咳嗽や血管性浮腫[注5]
がある。
　2　**アンギオテンシンⅡ受容体拮抗薬（ARB[注6]）**　ロサルタン，カンデサル
タン，バルサルタン[注7]がある。アンギオテンシンⅡ受容体を阻害し，より完全
に RAA 系を不活化し，心筋リモデリングを防止する。副作用は少ない。
　3　**硝酸薬**　ニトログリセリンがある。一酸化窒素（NO）に変換され，細胞
内の可溶性グアニル酸シクラーゼ（sGC）を活性化し，cGMP[注8]を増加させる。

特に静脈を拡張させ，心臓の前負荷[注9]を著明に減少させる。低血圧症に注意する必要がある。

4　sGC 刺激薬　ベルイシグアトがある。sGC を直接刺激することと，NO に対する sGC の感受性を高めることにより，cGMP の産生を促進する。cGMP は，血管を拡張させ，心筋の後負荷を減少させる。また，心筋リモデリングを防止する。

5　その他　ヒドララジンがある。血管平滑筋を直接拡張させ，心臓の後負荷を減少させる。

第2　利尿薬

1　ループ利尿薬　フロセミド，ブメタニドがある。ヘンレループに作用して尿量を増大させる。結果的に循環血量が減少し，心臓の負荷が軽減される。副作用として，低ナトリウム血症，低カリウム血症，聴覚障害が出現することがある。

2　アルドステロン受容体遮断薬　スピロノラクトンがある。集合管でのアルドステロンの作用を阻害し，心筋リモデリングを防止する。副作用として，高カリウム血症が出現することがある。

第3　β 遮断薬

$β_1$ 受容体を選択的に遮断するビソプロロールと，非選択的に遮断するカルベジロールがある。いずれも心臓の負担を軽減し，心筋リモデリングを防止する。心不全を悪化させる可能性があるので注意が必要である。

第4　強心薬

1　強心配糖体　ジギタリス類の葉に含まれるジゴキシンがある。心筋細胞膜上の Na^+-K^+-ATPase を阻害する。そのため細胞内のナトリウムイオンが上昇し，Na^+-Ca^{2+}交換輸送系が抑制され，結果的に細胞内のカルシウムイオン濃度が上昇して心筋収縮が増強される。副作用として，不整脈が誘発されることがあり，これは低カリウム血症で顕著となり，致死的となることがある。

　2　β 刺激薬　ドブタミン，ドパミンがある。β₁ 受容体に結合して cAMP [注10)]
を増加させることにより，心収縮力を増強させる。急性又は重症の心不全を改
善する。副作用として，頻脈，不整脈が誘発されることがある。

　3　ホスホジエステラーゼ（PDE [注11)]）3 阻害薬　ミルリノン，ピモベンタン
がある。cAMP の分解を抑制することにより，心収縮力を増強させる。ピモベ
ンタンは，カルシウムイオン感受性も増強させる。

第5　HCN [注12)] チャネル阻害薬

　イバブラジンがある。洞結節に発現する HCN チャネルを阻害し，心臓ペー
スメーカー電流の過分極活性化陽イオン電流を抑制することで，心拍数を減少
させる。安静時心拍数が 75 回／分以上の慢性心不全患者に用いる。

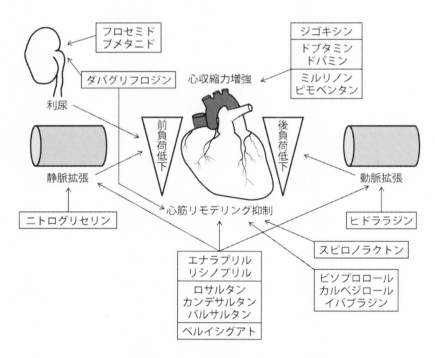

図 34　心不全治療薬の作用機序

第6　SGLT2 ^{注 13)} 阻害薬

　ダパグリフロジンがある。近位尿細管において SGLT2 を阻害することにより，グルコースの再吸収を抑制する。それにより，浸透圧性利尿作用がもたらされ，循環血量が減少し心臓の負荷が減少する。また，心筋リモデリング防止に対する有効性が示唆されている。

　心不全治療薬の作用機序を図 34 に示す。

第 2 節　狭心症治療薬の分類と種類並びに作用機序

　狭心症は，冠血流による心筋への酸素供給量が心筋の酸素消費量を下回り，心筋の一部が一過性の酸素欠乏（虚血）状態に陥り，発症する。中等度の動脈硬化を有する冠血管では，その拡張予備能力が低下しているため，精神的ストレスや労働時に狭心痛（左胸，左腕，左頸部の痛み）が発生するが，通常，安静にすると治まる（安定狭心症）。動脈硬化が進行すると，頻回に強い狭心痛が発生するようになる（不安定狭心症）。また，動脈硬化部分がスパズム（攣縮）を起こし，安静時にも狭心痛が発生するようになる（異型狭心症）。この場合には，心筋梗塞に移行する可能性が高い。高度の動脈硬化部分ではプラーク（粥腫）が破裂して血栓が形成され，狭心症から心筋梗塞に移行する。

第 1　硝酸薬

　ニトログリセリン，硝酸イソソルビドがある。NO に変換され，細胞内の cGMP を増加させる。それにより特に静脈が拡張し，心臓の前負荷が著明に減少する。また，冠動脈が拡張する。高濃度になれば動脈も拡張し，後負荷が減少する。狭心症の発作を消失させる。過度の血圧低下を誘発することがある。

第 2　カルシウムチャネル遮断薬

　ジルチアゼム，ニフェジピン，ベラパミルがある。冠動脈を拡張させる。冠

動脈以外の動脈も拡張させて，後負荷を軽減させる。即効性はなく，狭心症予防薬として使用される。ジルチアゼム，ベラパミルでは心不全が，またニフェジピンでは心拍数増加による狭心症の悪化が見られることがある。

第 3　β 遮断薬

　プロプラノロール，アテノロールがある。心拍数，心収縮力を抑制し，心筋の酸素消費量を減少させる。狭心症予防薬として使用される。β_1 受容体非選択性のプロプラノロールは，気管支喘息を悪化させる。

第 4　抗血小板薬

　アスピリン，チクロピジン，クロピドグレルがある。血小板粘着による血栓形成を抑制する。冠血栓性狭心症の予防と治療並びに心筋梗塞発症の予防に使用される。アスピリンには消化管粘膜障害作用がある。

　狭心症治療薬の作用機序を図 35 に示す。

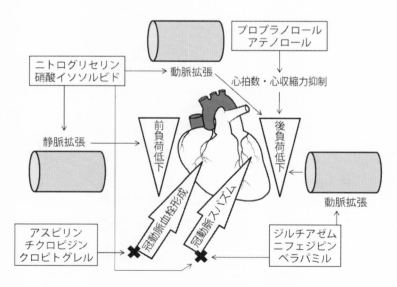

図 35　狭心症治療薬の作用機序

第3節　抗不整脈薬の分類と種類並びに作用機序

　心臓の拍動リズムは，洞房結節の特殊心筋群がペースメーカーとなって作り出される。洞房結節の興奮は，心房内を伝播し房室結節に到達する。房室結節の興奮は，ヒス束という刺激伝導系心筋組織を伝播し，プルキンエ線維を経て左右の心室筋に伝播する。心筋細胞の興奮（活動電位）は，電位変化により開口した細胞膜上のナトリウムチャネルから，ナトリウムイオンが細胞内に流入することで生じる。これを脱分極という。引き続き，カリウムチャネルの一過性の開口によるカリウムイオンの細胞外への流出が起こるが，同時にカルシウムチャネルの開口によるカルシウムイオンの細胞内への流入が起こり，脱分極状態が僅かに維持される。その後，別のカリウムチャネルの開口によるカリウムイオンの細胞外への流出により，静止状態（分極状態）に戻り，次の興奮準備状態となる。心筋の自動能や刺激伝導に異常が生じると，不整脈が発生する。

第1　ナトリウムチャネル遮断薬（クラスⅠ）

　心筋細胞へのナトリウムイオンの流入を抑制し，興奮伝導を遅延させる。

　1　クラスⅠa　キニジン，プロカインアミド，ジソピラミドがある。カリウムイオンの流出抑制作用があるため，活動電位持続時間を延長させる。

　2　クラスⅠb　リドカイン，メキシレチン，アプリンジンがある。カリウムイオンの流出促進作用があるため，活動電位持続時間を短縮する。

　3　クラスⅠc　ピルジカイニド，フレカイニド，プロパフェノンがある。活動電位持続時間は不変である。

第2　β遮断薬（クラスⅡ）

　β_1受容体非選択性のプロプラノロール，β_1受容体選択性のアテノロールがある。交感神経興奮による心筋細胞の興奮を抑制する。プロプラノロールは，気管支喘息を悪化させる。

第3　カリウムチャネル遮断薬（クラスⅢ）

　アミオダロン，ソタロールがある。心筋細胞からカリウムイオンの流出を抑制し，活動電位持続時間を延長させることにより，不応期を延長する。アミオダロンは，間質性肺炎，肺線維症を誘発することがある。

第4　カルシウムチャネル遮断薬（クラスⅣ）

　ジルチアゼム，ベラパミル，ベプリジルがある。洞房結節，房室結節へのカルシウムイオンの流入を抑制し，それらの異常興奮を阻止する。

　クラスⅠ～Ⅳに共通する副作用は，心機能抑制である。抗不整脈薬の作用機序を図 36 に示す。

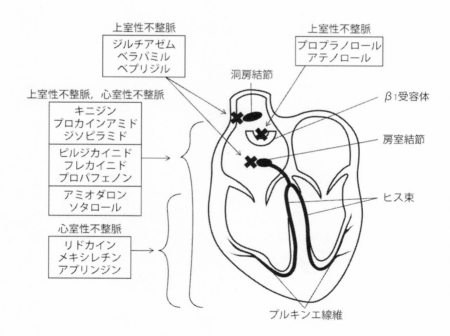

図 36　抗不整脈薬の作用機序

第4節　抗高血圧薬の分類と種類並びに作用機序

　高血圧症とは，正常範囲を超える血圧が持続する状態をいう。血圧は，心拍出量と末梢血管抵抗により規定される。また，循環血液量，血液粘稠度，動脈の弾性などによっても影響を受ける。ほとんどの高血圧症は，その原因が不明な本態性高血圧症である。原因の明らかな高血圧症を二次性高血圧症という。

第1　利尿薬

　1　チアジド系利尿薬　ヒドロクロロチアジドがある。遠位尿細管に作用して尿量を増大させる。その結果，体液量が減少し，血圧が低下する。副作用として，低ナトリウム血症，低カリウム血症，高尿酸血症，高血糖が出現することがある。

　2　ループ利尿薬　フロセミドがある。ヘンレループに作用して尿量を増大させる。その結果，体液量が減少し，血圧が低下する。副作用として，低ナトリウム血症，低カリウム血症，聴覚障害が出現することがある。

　3　カリウム保持性利尿薬　スピロノラクトンがある。集合管でのアルドステロンの作用に拮抗し，尿量を増大させる。その結果，体液量が減少し，血圧が低下する。副作用として，高カリウム血症が出現することがある。

第2　β遮断薬

　β_1受容体非選択性のプロプラノロール，β_1受容体選択性のアテノロールとメトプロロールがある。心拍出量の低下とレニンの分泌抑制により血管を拡張させ，血圧を低下させる。副作用には，心機能抑制がある。また，プロプラノロールは，気管支喘息を悪化させる。

第3　α・β遮断薬

　ラベタロール，カルベジロールがある。心拍出量の低下と血管拡張作用により，血圧を低下させる。

第 4　α 遮断薬

　プラゾシン，ドキサゾシンがある。末梢血管の $α_1$ 受容体を遮断することにより血管を拡張させ，血圧を低下させる。立ちくらみが出現しやすい。

第 5　交感神経抑制薬

　クロニジン，メチルドパ，レセルピンがある。クロニジンとメチルドパは，中枢の交感神経 $α_2$ 受容体を刺激してノルアドレナリンの分泌を抑制する。その結果，末梢血管が拡張し，血圧が低下する。副作用として，眠気が出現することがある。レセルピンは，末梢及び中枢の交感神経末端のノルアドレナリンを枯渇させる。その結果，末梢血管が拡張し，血圧が低下する。副作用として，眠気や抑うつ症状が出現することがある。

第 6　カルシウムチャネル遮断薬

　ジルチアゼム，ベラパミル，ニフェジピンがある。血管平滑筋細胞内へのカルシウムイオンの流入を抑制することにより血管を拡張させ，血圧を低下させる。副作用として，心機能が抑制されることがある。

第 7　ACE 阻害薬

　エナラプリル，カプトプリルがある。アンギオテンシン II の産生を抑制することにより末梢血管を拡張させ，血圧を低下させる。副作用として，乾性咳嗽や血管性浮腫が出現することがある。

第 8　ARB

　ロサルタン，カンデサルタン，バルサルタンがある。アンギオテンシン II 受容体を阻害することにより末梢血管を拡張させ，血圧を低下させる。

第 9　レニン阻害薬

　アリスキレンがある。レニンを選択的に阻害することにより末梢血管を拡張させ，血圧を低下させる。

第10　血管平滑筋作用薬

　ヒドララジンがある。血管平滑筋に直接作用して血管を拡張させ，血圧を低
下させる。副作用として，頻脈が出現することがある。

　抗高血圧薬の作用機序を図37に示す。

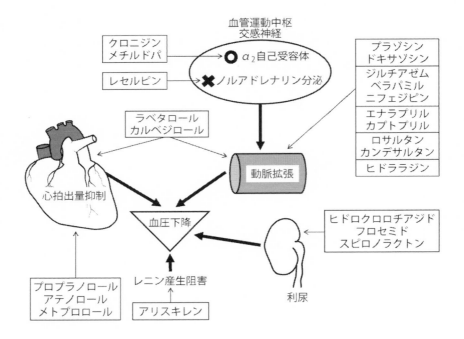

図 37　抗高血圧薬の作用機序

【注　解】

1）renin-angiotensin-aldosterone：腎臓の傍糸球体細胞からレニンが分泌され，それがアン
　　ギオテンシノーゲンに働きアンギオテンシンⅠに変換する。アンギオテンシンⅠから
　　アンギオテンシン変換酵素により産生されたアンギオテンシンⅡは強い血管収縮作用
　　を有し，また副腎皮質から抗利尿作用を有するアルドステロンを分泌させる。

2）angiotensin converting enzyme

3）左心室の負荷である。

4）心筋肥大等の変化をいう。

5）血管神経性浮腫，クインケ浮腫とも呼ばれる。ブラジキニンの分解抑制により生じる。

6）angiotensin receptor inhibitor

7）バルサルタンと B 型ナトリウム利尿ペプチドの分解をつかさどるネプリライシンの阻害薬であるサクビトリルとの化合物（ARNI）の有効性が示されている。

8）cyclic guanosine monophosphate：省略形の cGMP は，サイクリック・ジーエムピーと読む。

9）右心室の負荷である。

10）cyclic adenosine monophosphate ：省略形の cAMP は，サイクリック・エーエムピーと読む。

11）phosphodiesterase

12）hyperpolarization-activated cyclic nucleotide gated：過分極活性化環状ヌクレオチド依存性という意味である。

13）sodium glucose cotransporter 2：Na^+/グルコース共輸送担体である。近位尿細管に発現し，グルコースの再吸収に関わる。

第13章
血液・造血器系作用薬

　血管が外力により損傷を受けると，そこに血小板が粘着・凝集し，次いで血液凝固系が活性化されて血栓ができ，出血を抑制する。また，動脈硬化が進行すると血栓が形成され，心臓の冠動脈であれば心筋梗塞，脳動脈であれば脳梗塞を誘発する。出血には止血薬が用いられ，血管内での血栓の形成防止や溶解[注1]には抗血栓薬が用いられる。

　血液成分の産生を促進する薬物を造血薬という。赤血球数やヘモグロビン量の減少を改善する貧血治療薬，及び白血球数の減少を改善する白血球減少症治療薬がある。

第1節　止血薬の分類と種類並びに作用機序

第1　血管強化薬

　カルバゾクロムがある。機序は不明であるが血管壁を強化し，出血傾向を抑制する。

第2　凝固促進薬

　フィトナジオン（ビタミン K_1），メナテトレノン（ビタミン K_2）がある。凝固因子 II，VII，IX，X の生成を促進する。ビタミン K_1 は，生体内でビタミン K_2 に変換されて作用する。

第3　抗線溶薬

　トラネキサム酸がある。プラスミノゲンに結合し，プラスミンに活性化されるのを阻害する。

　止血薬の作用機序を図38に示す。

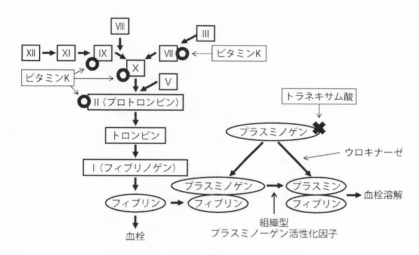

図 38　止血薬の作用機序

第2節　抗血栓薬の分類と種類並びに作用機序

第1　抗凝固薬

　1　**ヘパリン及び低分子ヘパリン**　ヘパリンにはヘパリンナトリウムがある。低分子ヘパリンには，ダルテパリンナトリウム，パルナパリンナトリウム，フォンダパリヌスクナトリウムがある。いずれも，アンチトロンビンⅢを活性化し，トロンビンを分解する。ヘパリンの拮抗薬として硫酸プロタミンがある。

　2　**ワルファリン**　ワルファリンカリウムとして使用される。ビタミン K を

阻害する。ワルファリン投与患者には，ビタミンKを豊富に含む納豆は禁忌である。

3　直接作用型経口抗凝固薬（DOAC^{注2)}）

（1）　**第Xa因子阻害薬**　リバーロキサバン，アピキサバン，エドキサバンがある。第Xa因子（活性化第X因子）を阻害する。

（3）　**抗トロンビン薬**　ダビガトラン，アルガトロバン，ナファモスタット，ガベキサートがある。トロンビンの作用を阻害する。

第2　血栓溶解薬

1　**ウロキナーゼ**　遊離のプラスミノゲンをプラスミンに活性化する。

2　**組織型プラスミノゲン活性化因子**　アルテプラーゼ，モンテプラーゼ，パミテプラーゼがある。フィブリンと結合したプラスミノゲンをプラスミンに活性化する。

抗凝固薬・血栓溶解薬の作用機序を図39に示す。

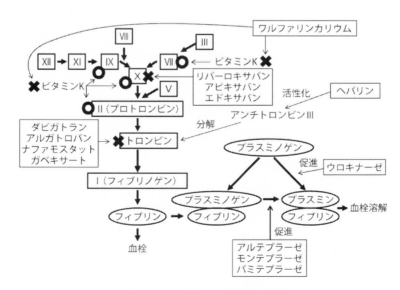

図 39　抗凝固薬・血栓溶解薬の作用機序

第3　抗血小板薬

1　トロンボキサン A₂ 合成阻害薬　アスピリン，オザグレルがある。血小板のトロンボキサン A₂ 産生を抑制することにより，血小板凝集を阻害する。

2　アデニレートシクラーゼ活性化薬　チクロピジンがある。血小板のアデニレートシクラーゼを活性化して cAMP の産生を高めることにより，血小板凝集を阻害する。

3　ADP 注3) 受容体（P2Y₁₂）拮抗薬　チカグレロル，クロピドグレル，プラスグレルがある。血小板の P2Y₁₂ に結合することにより，ADP 依存性の血小板凝集を阻害する。

4　PDE 阻害薬　シロスタゾールがある。cAMP の分解を抑制し，血小板凝集を阻害する。

5　プロスタノイド関連薬　ベラプロストナトリウムがある。プロスタグランジン I₂ のアゴニストとして，血小板凝集を阻害する。

6　セロトニン阻害薬　サルポグレラートがある。セロトニンによる血小板凝集を阻害する。

抗血小板薬の作用機序を図 40 に示す。

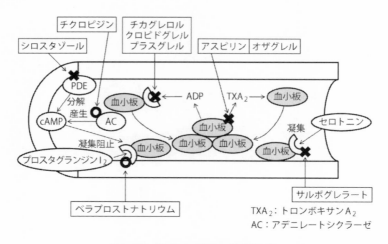

図 40　抗血小板薬の作用機序

第3節　造血薬の分類と種類並びに作用機序

第1　貧血治療薬

1　**硫酸鉄**　鉄製剤成分であり，ヘモグロビンの合成を促進する。ビタミンC により小腸からの吸収が促進される。テトラサイクリンとの併用によりキレートが形成され，吸収が阻害される。

2　**ヒドロキソコバラミン**　ビタミンB_{12}である。DNAの合成を促進し，赤血球を成熟させる。

3　**葉酸**　DNAの合成を促進し，赤血球を成熟させる。

4　**エポエチンアルファ，エポエチンベータ**　遺伝子組み換えヒトエリスロポエチン製剤成分である。赤芽球への分化と赤芽球の成熟を促進する。腎不全患者の貧血治療に有効である[注4]。

第2　顆粒球コロニー形成刺激因子

レノグラスチム，フィルグラスチムがある。遺伝子組み換えヒト顆粒球コロニー形成刺激因子製剤成分である。好中球の産生と機能を亢進させる。

第3　白血球減少症治療薬

ミリモスチムがある。単球・マクロファージ系前駆細胞に作用し，その分化・増殖を促進する。

第4　腎性貧血治療薬

ロキサデュスタット，バダデュスタット，ダプロデュスタットがある。低酸素誘導因子プロリン水酸化酵素（HIF-PH [注5]）を阻害することにより，慢性腎不全患者におけるHIFを活性化し，エリスロポエチンの産生を促す。

造血薬の作用機序を図 41 に示す。

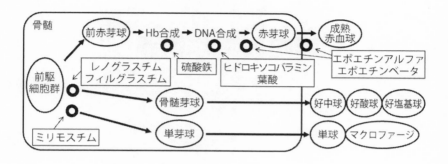

図 41　造血薬の作用機序

【注　解】

1）線溶という。

2）direct oral anticoagulants

3）adenosine diphosphate

4）エリスロポエチンは腎臓から分泌される造血ホルモンである。腎不全患者では，エリスロポエチンが産生されなくなり，貧血をきたす。

5）hypoxia-inducible factor-prolyl hydroxylase

第14章
呼吸器系作用薬

　呼吸の基本的なリズムは延髄の呼吸中枢で調節され，吸息と呼息のバランスが保持されている。呼吸中枢は，大動脈小体と頸動脈小体の末梢化学受容器から，血液の pH と酸素や二酸化炭素の分圧に応じた，負のフィードバック機構により制御されている。また，延髄の中枢性化学受容器から，脳脊髄液の pH と二酸化炭素の分圧に応じた，負のフィードバック機構でも制御されている。呼吸機能の低下や障害を改善する薬物を呼吸器系作用薬という。呼吸刺激薬，鎮咳薬，去痰薬，気管支喘息治療薬がある。

第1節　呼吸刺激薬の分類と種類並びに作用機序

　呼吸中枢抑制による換気低下を改善する。

第1　呼吸中枢刺激薬

　ドキサプラム，ジモルホラミンがある。ドキサプラムは，末梢化学受容器を介して呼吸中枢を刺激する。麻酔時の呼吸抑制，換気不全を改善する。ジモルホラミンは，呼吸中枢を直接刺激する。麻酔薬や睡眠薬中毒による呼吸抑制を改善する。

第 2　ベンゾジアゼピン受容体拮抗薬

フルマゼニルがある。ベンゾジアゼピン系薬物による呼吸抑制を改善する。

第 3　オピオイド受容体拮抗薬

ナロキソン，レバロルファンがある。麻薬による呼吸抑制を改善する。

第 2 節　鎮咳薬の分類と種類並びに作用機序

咳は，異物，刺激ガスなどによる気道の化学的／機械的刺激により生じる。持続的な咳や発作的な咳は，睡眠障害や肺の障害をもたらすので，治療する必要がある。鎮咳薬には，延髄の咳中枢を抑制する中枢性鎮咳薬，及び気道粘膜における咳中枢への信号（求心性インパルス）の発生を抑える末梢性鎮咳薬がある。一般には前者が使用される。

第 1　中枢性鎮咳薬

1　麻薬性鎮咳薬　コデイン，ジヒドロコデインがある。咳中枢に作用して咳反射を抑制する。大量に連用すると薬物依存が形成されるが，その程度はモルヒネより軽度である。便秘になりやすく，12 歳未満の子供には呼吸困難などを引き起こす恐れがある。

2　非麻薬性鎮咳薬　デキストロメトルファン，ジメモルファンがある。咳中枢に作用して咳反射を抑制する。副作用は極めて少ない。

第 3 節　去痰薬の分類と種類並びに作用機序

気道内の異物は，気道粘膜から分泌される粘液[注1]に包み込まれ，痰として気道外に排泄される。しかし，炎症や感染により粘稠な痰が大量に生成されれば，気道の閉塞が起こり呼吸困難をきたす。去痰薬は，気道分泌の促進，痰の分解，

気道粘膜の修復等により，痰の気道外への排泄を促進する。

第1　粘液溶解薬

　アセチルシステイン，ブロムヘキシンがある。いずれも，糖タンパク質のS-S結合を切断して痰の粘性を低下させる。ブロムヘキシンは，気管支の分泌細胞から漿液性分泌[注2]を促進する。

第2　粘液修復薬

　カルボシステインがある。痰の構成成分を正常化する。

第3　粘膜潤滑薬

　アンブロキソールがある。肺胞サーファクタント[注3]の分泌を促進する。

第4　気道分泌細胞正常化薬

　フドステインがある。気道の過剰分泌を抑制する。

第4節　気管支喘息治療薬の分類と種類並びに作用機序

　気管支喘息は，気道の炎症や過敏が原因で生じる，可逆的な気管支収縮による一時的な呼吸困難である。アレルギー発症の遺伝的素因やアレルゲンへの暴露といった環境因子が，発症に大きく関与している。多くの場合に，小児期に発症する。発作が重度（喘息重積発作）になれば生命への危険性がある。

第1　気管支拡張薬

1　β刺激薬

(1)　**第一世代**　エフェドリン，メチルエフェドリン，イソプレナリンがある。

(2)　**第二世代**　サルブタモール，テルブタリンがある。

(3)　**第三世代**　ホルモテロール，ツロブテロール，フェノテロール，プロカ

テロール，クレンブテロール，サルメテロールがある。

　β₂受容体に結合して cAMP を増加させることにより，気管支を拡張させる。第二世代のサルブタモールとテルブタリンは，β₂ 作用の選択性が高く持続性がある。第三世代のホルモテロール，ツロブテロール，フェノテロール，プロカテロール，クレンブテロール，サルメテロールは，より β₂ 作用の選択性が高く持続性がある。サルブタモール，フェノテロール，プロカテロールは，急性発作のリリーバーとして吸入投与される。一方，ホルモテロール，サルメテロールは，発作の長期コントローラーとして吸入投与される。

　2　キサンチン誘導体　テオフィリン，アミノフィリンがある。PDE を阻害して cAMP の分解を抑制する。アミノフィリンは，テオフィリンとエチレンジアミンの複合体であり，水溶性が高く静脈内投与が可能であるので，急性発作のリリーバーとして使用される。

　3　吸入用抗コリン薬　イプラトロピウム臭化物，チオトロピウム臭化物，グリコピロニウム臭化物，ウメクリジニウム臭化物がある。M₃受容体を遮断する。イプラトロピウム臭化物は，急性発作時にサルブタモールやテルブタリンが使用できない患者において，代替のリリーバーとして使用される。チオトロピウム臭化物，グリコピロニウム臭化物，ウメクリジニウム臭化物は，長時間作用型抗コリン薬であり，発作の長期コントローラーとして用いられる。

第2　吸入用ステロイド薬

　フルチカゾンプロピオン酸エステル，ブデゾニド，シクレソニド，ベクロメタゾンプロピオン酸エステルがある。いずれも，炎症関連遺伝子の発現を抑制する。発作の長期コントローラーとして使用される。

第3　抗アレルギー薬

　発作の長期コントローラーとして，軽症の気管支喘息の治療又は吸入用ステロイド薬の補助に使用される。

　1　メディエーター遊離抑制薬　クロモグリク酸がある。肥満細胞の膜を安定化させる。

　2　第二世代抗ヒスタミン薬　アゼラスチン，ケトチフェン，メキタジン，エピナスチンがある。ヒスタミン受容体である H_1 受容体を遮断することにより，気管支を拡張させる。

　3　抗トロンボキサン A_2 薬　オザグレル，セラトロダストがある。オザグレルはトロンボキサン A_2 合成酵素を阻害し，セラトロダストはトロンボキサン A_2 受容体を遮断することにより，気管支を拡張させる。

　4　抗ロイコトリエン薬　プランルカスト，ザフィルルカスト，モンテルカストがある。ロイコトリエン受容体を遮断することにより，気管支を拡張させる。

　5　抗タイプ2ヘルパーT細胞型サイトカイン薬　スプラタストがある。IgEの産生を抑制することにより，気管支を拡張させる。

第4　抗体薬

　1　オマリズマブ　抗 IgE モノクローナル抗体である。

　2　メポリズマブ　抗 IL-5 モノクローナル抗体である。好酸球数を減少させることにより，気管支平滑筋の炎症や収縮を抑制する。

　3　ベンラリズマブ　IL-5 受容体の α サブユニットに対するモノクローナル抗体である。好酸球数を減少させることにより，気管支平滑筋の炎症や収縮を抑制する。

　4　デュピルマブ　IL-4 と IL-13 の受容体複合体が共有している IL-4 受容体の α サブユニットに対するモノクローナル抗体である。好酸球数を減少させるとともに，IgE の産生を抑制することにより，気管支を拡張させる。

　いずれも，既存の気管支喘息治療薬が無効な場合に使用される。

　気管支喘息治療薬の作用機序を図 42 に示す。

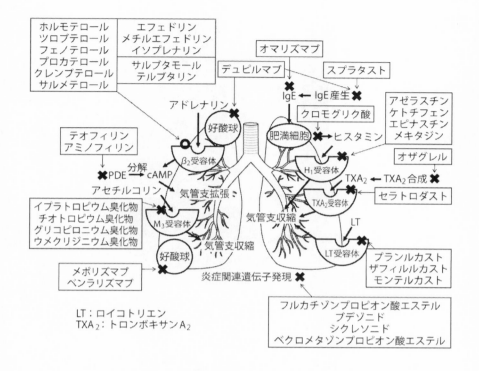

図 42　気管支喘息治療薬の作用機序

【注　解】

1) ムコ多糖類といわれる粘稠な糖タンパク質である。

2) 粘性物質を含まない比較的さらさらした分泌液である。

3) 肺胞の表面を薄く覆う表面活性物質で，肺胞を膨らみやすくする。

第15章
消化器系作用薬

　消化器は消化酵素の分泌，内容物の混和と輸送，及び栄養素の吸収を行う器官である。これらの機能は自律神経系と内分泌系（ホルモン）により制御されている。消化器系作用薬は，消化器の機能制御機構の異常を改善するもので，健胃消化薬，胃運動促進薬，制吐薬，消化性潰瘍治療薬，止痢薬，下剤，潰瘍性大腸炎治療薬，肝臓疾患治療薬，胆道疾患治療薬，膵臓疾患治療薬がある。

第1節　健胃消化薬の分類と種類並びに作用機序

第1　健胃薬
　センブリ，ゲンチアナ，ホミカ，オウバク，トウヒがある。いずれも生薬[注1]であり，胃を刺激して消化液の分泌と運動を促進する。食前に服用するのが効果的である。

第2　消化薬
　ジアスターゼ，ペプシン，パンクレアチンがある。消化酵素であり，食物の消化を促進する。

第 2 節　胃運動促進薬の分類と種類並びに作用機序

第 1　ドパミン受容体遮断薬

　メトクロプラミド，ドンペリドンがある。D_2 受容体遮断によりアセチルコリンの遊離を増大させ，胃の運動を促進する。

第 2　セロトニン受容体作用薬

　モサプリドがある。セロトニン受容体である 5-HT$_4$ 受容体の活性化により，アセチルコリンの遊離を増大させ，胃の運動を促進する。

　胃運動促進薬の作用機序を図 43 に示す。

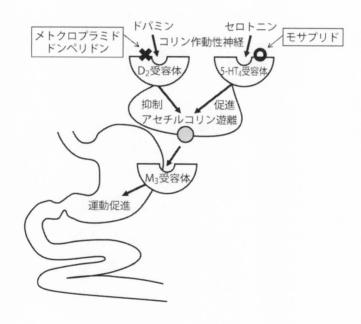

図 43　胃運動促進薬の作用機序

第3節　制吐薬の分類と種類並びに作用機序

　嘔吐は，鼻腔，咽頭，食道，胃などの消化器系臓器の化学的及び機械的な刺激により，内臓神経を介し，延髄の嘔吐中枢が刺激されて誘発される。また，嘔吐中枢の近傍に化学受容器引き金帯（CTZ [注2]）があり，そこに存在する D_2 受容体や，セロトニン受容体である 5-HT_3 受容体が刺激されることによっても，嘔吐が引き起こされる。さらに，嘔吐中枢と CTZ に存在するニューロキニン受容体である NK_1 受容体にサブスタンス P が結合することによっても，嘔吐が引き起こされる。一方，CTZ から腸に伸びた感覚性の迷走神経[注3] の 5-HT_3 受容体に，エンテロクロマフィン細胞（EC [注4] 細胞）から分泌されるセロトニンが結合することによっても，嘔吐が誘発される。また，内耳に存在する H_1 受容体や M_3 受容体が刺激されることによっても，嘔吐が惹起される。制吐薬は，それら受容体を阻害することにより，作用を発揮する。

第1　ドパミン受容体遮断薬

　メトクロプラミド，クロルプロマジンがある。CTZ の D_2 受容体を遮断する。

第2　セロトニン受容体遮断薬

　オンダンセトロン，グラニセトロン，パロノセトロンがある。腸管迷走神経及び CTZ の 5-HT_3 受容体を遮断する。

第3　NK_1 受容体遮断薬

　アプレピタントがある。嘔吐中枢と CTZ の NK_1 受容体を遮断する。

第4　ヒスタミン受容体遮断薬

　ジフェンヒドラミン，ジメンヒドリナート，クロルフェニラミン，メクリジンがある。内耳の H_1 受容体を遮断する。

第 5　抗コリン薬

　スコポラミン，ブチルスコポラミン臭化物がある。内耳の M₃ 受容体を遮断
する。

第 6　副腎皮質ステロイド薬

　デキサメタゾンがある。腫瘍周囲の炎症による嘔吐を抑える。

　制吐薬の作用機序を図 44 に示す。

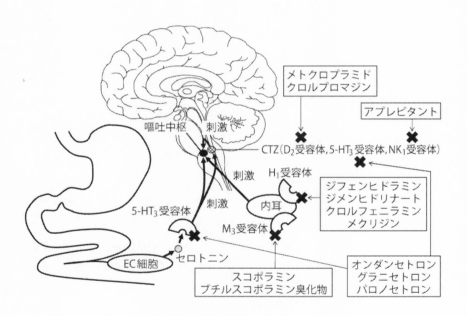

図 **44**　制吐薬の作用機序

第4節　胃潰瘍治療薬の分類と種類並びに作用機序

　胃粘膜は，粘液細胞[注5]から分泌される防御因子の粘液や重炭酸イオンにより，攻撃因子の胃酸やペプシンから自身を防御している。防御因子＜攻撃因子の状態になると，粘膜傷害が起こる。粘膜下層まで傷害された状態を潰瘍，粘膜上層部にとどまる傷害をびらんという。胃酸は，壁細胞に存在するヒスタミン受容体（H_2受容体），M_3受容体及びガストリン[注6]受容体（G受容体）が刺激されることにより，分泌が促進される。H_2受容体に作用するヒスタミンは，近傍のエンテロクロマフィン様細胞（ECL[注7]細胞）から遊離され，それは同細胞上のM_1受容体及びG受容体が刺激されることで生じる。粘膜を保護する粘液や重炭酸イオンは，プロスタグランジンE_2が粘液細胞のプロスタグランジンE型受容体（PGE受容体）に結合することにより，分泌が促進される。

第1　H_2受容体拮抗薬

　シメチジン，ラニチジン，ファモチジンがある。H_2受容体を遮断し，胃酸の分泌を抑制する。

第2　プロトンポンプ阻害薬

　オメプラゾール，ランソプラゾール，ラベプラゾール，ボノプラザンがある。オメプラゾール，ランソプラゾール，ラベプラゾールは，吸収された後に活性型となり，プロトンポンプ（H^+,K^+-ATPase）に非可逆的に結合し，胃酸の分泌を抑制する。いずれも酸に不安定である。ボノプラザンは，カリウムイオン競合型アシッドブロッカーである。H^+,K^+-ATPaseに対しカリウムイオンと非共有結合し，胃酸の分泌を抑制する。他のプロトンポンプ阻害薬よりも安定かつ長時間作用する。

第3　選択的ムスカリン受容体拮抗薬

　ピレンゼピンがある。M_1受容体を遮断し，ヒスタミンの遊離を抑制する。

第 4　抗ガストリン薬

　プログルミドがある。ガストリン受容体を遮断し，ヒスタミンの遊離及び胃酸の分泌を抑制する。

第 5　酸中和薬

　沈降炭酸カルシウム，乾燥水酸化アルミニウムゲル，合成ケイ酸アルミニウムがある。胃酸を中和する。

第 6　潰瘍病巣保護・組織修復促進薬

　スクラルファート，アズレンスルホン酸ナトリウム，アルジオキサ，ゲファルナートがある。傷害された胃粘膜の保護と修復を促進する。スクラルファートはペプシンの作用も抑制する。

第 7　粘液産生・分泌促進薬

　レバミピド，テプレノン，ミソプロストールがある。レバミピドとテプレノンは，プロスタグランジン E_2 の産生を促進する。ミソプロストールは，プロスタグランジン E_1 誘導体である。プロスタグランジン E_2 とミソプロストールは，粘液細胞の PGE 受容体に結合し，粘液の分泌を促進するとともに胃粘膜の血流を改善する。また，壁細胞の PGE 受容体に結合し，胃酸分泌を抑制する。

　胃潰瘍治療薬の作用機序を図 45 に示す。

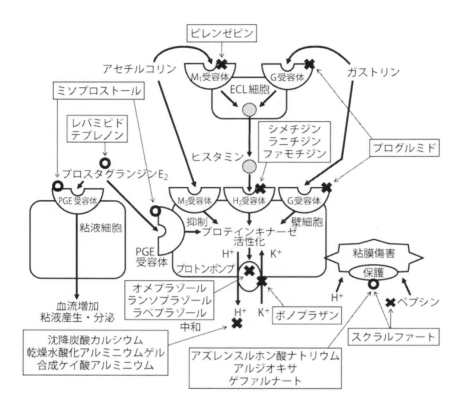

図 45　胃潰瘍治療薬の作用機序

第5節　下剤と止痢薬の分類と種類並びに作用機序

　腸管の運動が抑制されれば便秘が生じる。逆に過活動性となったり，腸管内へ水分が多量に分泌されたりすれば，下痢を引き起こす。前者を改善するのが下剤で，後者を改善するのが止痢薬である。

第 1　下剤

1　塩類下剤　酸化マグネシウム，水酸化マグネシウム，硫酸マグネシウム，クエン酸マグネシウムがある。マグネシウム塩は腸管から吸収されず，腸内の浸透圧を上昇させる。腸内への水分の分泌を増大させ，排便を促進する。

2　膨張性下剤　カルメロースナトリウムがある。水分を吸収して膨張することにより腸管を刺激し，排便を促進する。

3　刺激性下剤

（1）　**ビサコジル**　大腸を刺激して排便を促進する。

（2）　**センノシド**　大腸内細菌によりレインアンスロンに代謝され，その代謝物が大腸を刺激して排便を促進する。

（3）　**ひまし油**　小腸で加水分解されて生じるリシノール酸が小腸を刺激し，排便を促進する。

4　その他　ルビプロストンがある。小腸のクロライドチャネルを活性化することで，腸管内への腸液の分泌を増大させる。それにより便が柔軟化し，腸管内輸送が高まり排便が促進される。慢性便秘症の治療に用いられる。

第 2　止痢薬

1　オピオイド受容体作用薬　ロペラミドがある。腸管のオピオイド受容体に結合することにより，アセチルコリンの遊離を抑制する。それにより腸管の運動が抑制され，下痢が停止する。

2　吸着剤　タンニン酸アルブミン，ケイ酸アルミニウムがある。下痢誘発物質を吸着することにより止痢作用を発揮する。

下剤と止痢薬の作用機序を図 46 に示す。

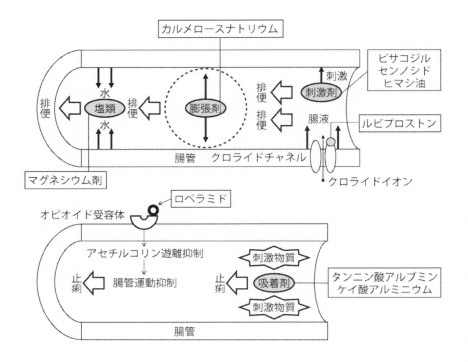

図 46 下剤と止痢薬の作用機序

第6節 その他の消化器系作用薬

第1 潰瘍性大腸炎治療薬

　潰瘍性大腸炎は原因不明の慢性炎症性の腸疾患で，特に直腸粘膜に潰瘍やびらんが形成される。治療薬には，サラゾスルファピリジンとメサラジンがある。ともに有効成分は5-アミノサリチル酸である。経口投与されたサラゾスルファピリジンは，大部分が大腸に達し，そこで腸内細菌により5-アミノサリチル酸とスルファピリジンに分解される。メサラジンは，5-アミノサリチル酸の別名であり，大腸で放出されるように設計された製剤にして使用される。5-アミノ

サリチル酸は，腸管炎症部位のプロスタグランジンやロイコトリエンの産生を抑制することにより，抗炎症作用を発揮する。

第2　過敏性腸症候群治療薬

ラモセトロン，ポリカルボフィルカルシウム，トリメブチン，リナクロチドがある。ラモセトロンは 5-HT$_3$ 受容体を選択的に遮断し，消化管運動亢進に伴う便通異常を改善する。また，大腸痛覚伝達を抑制する。ポリカルボフィルカルシウムは吸水性・保水性により，トリメブチンは消化管平滑筋に直接作用することにより，リナクロチドはグアニル酸シクラーゼ C（GC-C）受容体アゴニストとして cGMP の濃度を上昇させ，腸管内への水分の分泌量を増加させることにより，便通を改善する。

第3　ヘリコバクター・ピロリ菌の駆除薬

ヘリコバクター・ピロリ菌は，胃のムチン分泌細胞表面に寄生する。胃潰瘍や胃炎を発症させることから，それらに罹患した患者から高率に検出される。同細菌の駆除には，プロトンポンプ阻害薬（ラベプラゾール又はボノプラザン），ペニシリン系抗菌薬（アモキシシリン），及びマクロライド系抗菌薬（クラリスロマイシン）又はメトロニダゾールの複合投与がなされる。

【注　解】

1）植物等自然界の産物に簡単な加工を施して薬として用いるもの。

2）chemoreceptor trigger zone

3）主に胸腹部の内臓を支配する副交感神経である。

4）enterochromaffin

5）粘膜上皮細胞と副細胞が該当する。

6）おもに胃の幽門前庭部の G 細胞から分泌されるホルモンである。

7）enterochromaffin-like

第 16 章
泌尿器・生殖器系作用薬

　泌尿器系作用薬には，利尿薬，排尿障害治療薬及び前立腺肥大症治療薬がある。利尿薬は，腎臓に直接作用し，主にナトリウムイオンとクロライドイオンの再吸収を阻害することにより水の再吸収を抑え，尿量を増大させる。利尿薬は，浮腫[注1)]の改善，高血圧症の治療[注2)]，うっ血性心不全の改善[注3)]，腎不全の予防[注4)]などの目的で使用される。排尿障害には，意図せず尿が漏れる失禁や膀胱の過活動による頻尿，男性における前立腺肥大による尿閉がある。生殖器系作用薬には，男性・女性ホルモン薬，タンパク同化ホルモン薬，子宮収縮・弛緩薬及び勃起不全治療薬がある。

第1節　利尿薬の分類と種類並びに作用機序

第1　炭酸脱水酵素阻害薬

　アセタゾラミドがある。近位尿細管において，二酸化炭素から炭酸の生成を阻害し，ナトリウム-プロトン交換輸送系によるナトリウムイオンの再吸収を抑制する。代謝性アシドーシス[注5)]や腎・尿路結石の発生に注意が必要である。

第2　浸透圧利尿薬

　D-マンニトールがある。近位尿細管及びヘンレループの内腔液の浸透圧を上昇させ，水の再吸収を軽度に抑制する。血漿浸透圧を上昇させるので，脳浮腫

の改善に有用である。心機能代償不全の患者では，うっ血性心不全[注6]に注意が必要である。

第 3　ループ利尿薬

　フロセミド，ブメタニド，トラセミドがある。ヘンレループ上行脚において，ナトリウムイオンとクロライドイオンの再吸収を抑制する。副作用として，低カリウム血症，低ナトリウム血症，聴覚障害が出現することがある。

第 4　チアジド系利尿薬

　ヒドロクロロチアジド，トリクロルメチアジド，インダパミドがある。遠位尿細管でのナトリウムイオンとクロライドイオンの再吸収を抑制する。副作用として，低カリウム血症，低ナトリウム血症，高尿酸血症，高血糖が出現することがある。

第 5　カリウム保持性利尿薬

　スピロノラクトン，カンレノ酸カリウムがある。集合管のアルドステロン受容体遮断薬として作用し，Na^+-K^+交換輸送系によるナトリウムイオンの再吸収を抑制する。副作用として，高カリウム血症が出現することがある。

第 6　水利尿薬

　トルバプタンがある。他の利尿薬で効果不十分な心不全や肝硬変による体液貯留に用いられる。バソプレッシン受容体である V_2 受容体に拮抗する。

　利尿薬の作用機序を図 47 に示す。

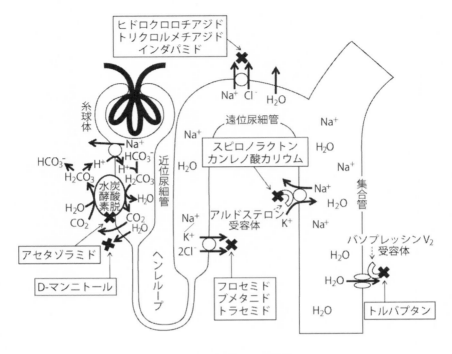

図 **47**　利尿薬の作用機序

第2節　排尿障害治療薬の分類と種類並びに作用機序

第1　頻尿・尿失禁治療薬

　クレンブテロール，トルテロジン，ソリフェナシンがある。クレンブテロールは β_2 受容体を刺激して膀胱平滑筋を弛緩させる。トルテロジン，ソリフェナシンは膀胱平滑筋の M_3 受容体を遮断し，過活動性の膀胱収縮を抑制する。

第2　尿閉治療薬

　タムスロシン，ナフトピジルがある。男性において前立腺と尿道に存在する

α₁受容体を遮断し，前立腺と尿道の平滑筋を弛緩させ，排尿を容易にする。

排尿障害治療薬の作用機序を図48に示す。

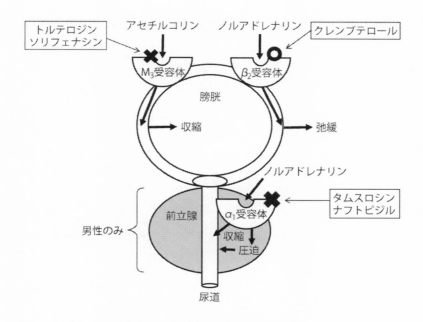

図 48　排尿障害治療薬の作用機序

第3節　前立腺肥大症治療薬の分類と種類並びに作用機序

第1　抗アンドロゲン薬

クロルマジノン酢酸エステル，アリルエストレノールがある。前立腺に特異的に取り込まれ，テストステロンの取り込みを阻害するとともに，5α-ジヒドロテストステロン受容体を遮断し，タンパク質合成を阻害する。

第2 5α-還元酵素阻害薬

デュタステリドがある。テストステロンから 5α-ジヒドロテストステロンへの変換を抑制する。

第4節 性ホルモンの分類と種類並びに作用機序

第1 女性ホルモン

エストラジオール，エストリオール，プロゲステロンがある。エストラジオール，エストリオールは卵胞ホルモンであり，女性更年期障害の治療に使用される。肝障害，血栓性静脈炎を生じることがある。プロゲステロンは黄体ホルモンであり，無月経の治療に使用される。肝障害，浮腫，眠気などの副作用がある。

第2 男性ホルモン

テストステロンがある。男性更年期障害や性機能不全の治療に使用される。精巣萎縮，精子減少などの副作用がある。

第3 タンパク同化[注7]ホルモン

メテノロン，ナンドロロンがある。骨粗鬆症，低体重，手術後の創傷治癒不全の治療に使用される。

第5節 子宮収縮・弛緩薬の分類と種類並びに作用機序

第1 下垂体後葉ホルモン

オキシトシンがある。子宮平滑筋膜に存在するオキシトシン受容体に結合し，子宮平滑筋を収縮させる。妊娠末期及び出産直後の子宮平滑筋を強く収縮させる。乳腺腺房の平滑筋も収縮させ，乳汁の分泌を促進する。

第 2　プロスタグランジン

　ジノプロストン，ジノプロストがある。妊娠のいずれの時期においても子宮平滑筋を収縮させる。

第 3　麦角アルカロイド誘導体

　メチルエルゴメトリンがある。子宮平滑筋の α 受容体に結合し，子宮平滑筋を持続的に収縮させる。妊娠子宮のみを収縮させる。妊娠末期の子宮収縮作用が極めて強く，陣痛促進薬としては用いられない。産後の胎盤剥離促進，出血防止に用いられる。

第 4　β 受容体作用薬

　リトドリンがある。子宮平滑筋の β2 受容体に結合し，子宮平滑筋を弛緩させる。切迫早・流産の治療に用いられる。動悸や便秘を生じることがある。

第 6 節　勃起不全治療薬の分類と種類並びに作用機序

第 1　PDE5 阻害薬

　シルデナフィルがある。PDE5 を阻害して cGMP の分解を抑えることにより，陰茎海綿体の血管を拡張させ，勃起力を増強する。シルデナフィルと硝酸薬（ニトログリセリン，硝酸イソソルビド）との併用は，過度に血圧を降下させることがあるので禁忌である。

【注　解】
1）間質へ水分が貯留すること。
2）循環血量を減少させることにより，血管の抵抗性を低下させる。
3）循環血量を減少させることにより，心臓の負荷を軽減する。
4）ショック時などの尿生成低下を防止する。

5）正常 pH（7.35〜7.45）よりも低い状態をいう。重篤な場合には意識障害や循環障害を
　きたす。

6）左心室又は右心室の機能不全により引き起こされる。

7）同化とは，合成するという意味である。

第 17 章
物質代謝治療薬

　主要な代謝性疾患には，糖代謝異常による糖尿病，脂質代謝異常による脂質
代謝異常症，プリン代謝異常による高尿酸血症，骨代謝異常による骨粗鬆症が
ある。また，エネルギー代謝異常をもたらす甲状腺機能異常症も代謝性疾患と
みることができる。

第 1 節　糖尿病治療薬の分類と種類並びに作用機序

　糖尿病は，様々な病因に起因し，膵臓のランゲルハンス島の β 細胞から分泌
されるインスリンが絶対的に又は相対的に不足，あるいは組織のインスリン抵
抗性が上昇し，慢性的な高血糖をきたす症候群である。高血糖のため，尿中に
糖が排泄され，また組織から水分が血中に移行するため，多尿，口渇，多飲を
きたす。高血糖の状態を放置しておくと，糖尿病性ケトアシドーシスや脱水か
ら，糖尿病性昏睡をきたすこともある。慢性の合併症として，神経障害，網膜
症，腎症，全身の動脈硬化症が引き起こされる。
　糖尿病には，自己免疫疾患やウイルス感染により β 細胞が脱落してインスリ
ン分泌が絶対的に不足するため，インスリン治療が不可欠な I 型糖尿病[注1]（イ
ンスリン依存性糖尿病），組織のインスリン感受性の低下や β 細胞の機能不全
により発症する II 型糖尿病[注2]（インスリン非依存性糖尿病），その他の特定の
機序や疾患による糖尿病[注3]，及び妊娠糖尿病[注4]がある。

第1　インスリン製剤

　インスリン製剤には，作用時間の異なるものが存在する。いずれも過量投与により，重篤な低血糖を引き起こす。

　1　超速効型　インスリン リスプロ，インスリン アスパルトがある。効果は，皮下注射後 10～20 分で発現し，1～3 時間で最大となり，3～5 時間持続する。毎食直前に皮下投与する。

　2　速効型　中性インスリン注射液，インスリン注射液がある。効果は，皮下注射後 30 分程度で発現し，1～3 時間で最大となり，約 8 時間持続する。毎食前に皮下投与する。静脈内投与できる唯一のインスリン製剤である。

　3　中間型　イソフェンインスリン水性懸濁注射液がある。効果は，皮下注射後約 1.5 時間で発現し，4～12 時間で最大となり，約 24 時間持続する。朝食前30 分以内に皮下投与する。

　4　混合型　生合成ヒト二相性イソフェンインスリン水性懸濁注射液，二相性プロタミン結晶性インスリンアナログ水性懸濁注射液がある。速効型と中間型を混合したものである。効果は，30 分で発現し，2～8 時間で最大となり，約24 時間持続する。朝・夕食前 30 分以内，又は朝食前に皮下投与する。

　5　持効型　インスリン グラルギン，インスリン デテミルがある。24 時間以上ピークのない効果が持続。夕食前又は就寝前に毎日一定の時間に皮下投与する。

第2　経口糖尿病薬

　1　スルホニルウレア系　トルブタミド（第一世代），グリベンクラミド（第二世代），グリメピリド（第三世代）がある。膵臓のランゲルハンス島の β 細胞表面にあるスルホニルウレア（SU [注5]）受容体に結合し，血糖非依存性にインスリンの分泌を促進する。低血糖に注意が必要である。

　2　速効型食後血糖降下薬　ナテグリニドがある。スルホニルウレア系薬物と同様に SU 受容体に結合し，インスリンの分泌を促進する。吸収が速やかで，作用時間は 3 時間程度である。食直前の服用で，食後の高血糖を抑制する。低血糖となる頻度は少ない。

　3　ビグアニド薬　メトホルミンがある。AMPK[注6]を活性化することにより，筋肉における糖の取り込みを促進し，血糖を低下させる。また，肝臓での糖新生と腸管からの糖の吸収を抑制するとともに，便中への糖の排泄を促進する。Ⅱ型糖尿病の第一選択薬として使用されてきた。副作用として，重篤な乳酸アシドーシスを誘発することがある。

　4　インスリン抵抗性改善薬　ピオグリタゾンがある。インスリン抵抗性を軽減することにより，肝臓での糖新生を抑制するとともに，末梢組織における糖の取り込みを促進し，血糖を低下させる。

　5　α-グルコシダーゼ阻害薬　アカルボース，ボグリボースがある。小腸粘膜に存在する α-グルコシダーゼを阻害し，多糖類が単糖類となって吸収されるのを抑制する。

　6　DPP-4[注7]阻害薬　シタグリプチン，ビルダグリプチン，アログリプチン，リナグリプチンがある。インクレチン[注8]の分解を抑制することにより，血糖依存性にインスリンの分泌を促進する。低血糖を起こしにくい。

　7　SGLT2 阻害薬　イプラグリフロジン，トホグリフロジン，ダパグリフロジン，ルセオグリフロジンがある。近位尿細管において SGLT2 を阻害することにより，グルコースの再吸収を抑制する。アテローム動脈硬化性疾患，心不全，慢性腎臓病を合併しているⅡ型糖尿病患者では，第一選択薬となる。

　8　GLP-1[注8]受容体作動薬　リラグルチド，エキセナチド，リキシセナチド，デュラグルチドがある。インクレチンの一つである GLP-1 の受容体に作用し，インスリンの分泌を促進する。皮下注射により使用される。アテローム動脈硬化性疾患，心不全，慢性腎臓病を合併しているⅡ型糖尿病患者では，第一選択薬となる。

　9　ミトコンドリア機能改善薬　イメグリミンがある。ランゲルハンス島の β細胞からのインスリンの分泌を促進するとともに，筋肉や肝臓への糖の取り込みを促進する。

　糖尿病治療薬の作用機序を図 49 に示す。

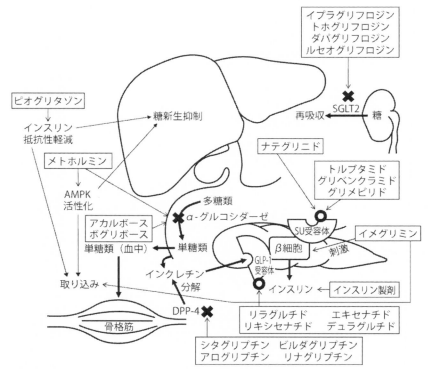

AMPK：adenosine monophosphate-activated protein kinase
DPP-4：dipeptidylpeptidase-4
GLP-1：glucagon-like peptide-1
SU：スルホニルウレア
SGLT2：sodium glucose cotransporter 2

図 49　糖尿病治療薬の作用機序

第 2 節　脂質異常症治療薬の分類と種類並びに作用機序

　脂質異常症とは，血清中の脂質濃度が正常値よりも高い，又は低い状態をいう。臨床上は，脂質の高い状態である高脂血症が，動脈硬化性疾患である脳梗塞や心筋梗塞の危険因子となるので，特に問題となる。主要な脂質は，トリグリセリド（中性脂肪），コレステロール，コレステロールエステル，リン脂質，

遊離脂肪酸である。脂肪酸以外の脂質は，血清中では，アポタンパク質と結合したリポタンパク質として存在している。リポタンパク質は密度により，低比重リポタンパク質（LDL[注9]），高比重リポタンパク質（HDL[注10]）等に分類される。LDL に含まれるコレステロールを LDL コレステロール[注11]，HDL に含まれるコレステロールを HDL コレステロール[注12]という。

第 1　HMG-CoA[注13]還元酵素阻害薬（スタチン）

　ロスバスタチン，アトルバスタチン，プラバスタチンがある。肝臓でHMG-CoA からメバロン酸の産生を阻害することにより，コレステロールの産生を抑制する。その結果，肝臓におけるコレステロールの低下を補うため LDL受容体の合成が促進され，血液から肝臓への LDL コレステロールの取り込みが促進される。高 LDL コレステロール血症に対する第一選択薬である。稀に，横紋筋融解症[注14]を発症することがある。

第 2　PCSK9[注15]阻害薬

　エボロクマブ，アリロクマブがある。LDL 受容体分解促進タンパク質であるPCSK9 を阻害することにより，LDL 受容体を増加させ，血液から肝臓への LDLコレステロールの取り込みを促進させる。

第 3　フィブラート系薬

　クロフィブラート，ベザフィブラート，フェノフィブラートがある。核内受容体のペルオキシソーム増殖因子活性化受容体 α（PPARα[注16]）に結合し，様々な遺伝子を発現させる。結果的に VLDL[注17]が分解され，HDL が増加する。横紋筋融解症を発症することがある。

第 4　NPC1L1 阻害薬

　エゼチミブがある。エゼチミブのグルクロン酸抱合体が小腸のコレステロールトランスポーターである NPC1L1 に結合し，コレステロールの吸収を阻害する。副作用として，アナフィラキシー，横紋筋融解症，肝機能障害が出現する

ことがある。

第5 ニコチン酸系薬

ニコチン酸がある。脂肪細胞の脂肪分解を抑制する。副作用として，皮膚紅潮，搔痒感が出現することがある。

第6 陰イオン交換樹脂

コレスチラミンがある。腸管からの胆汁酸の吸収を阻害する。

脂質異常症治療薬の作用機序を図 50 に示す。

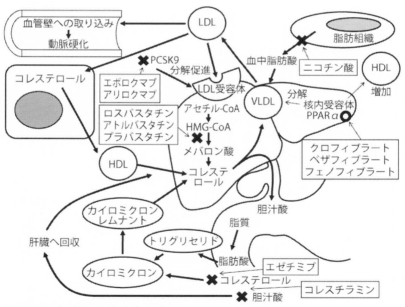

HMG-CoA：hydroxymethyl glutaryl-CoA
PCSK9：proprotein convertase subtilisin/kexin type 9
PPARα：peroxisome proliferator-activated receptor α

図 50　脂質異常症治療薬の作用機序

第 3 節　痛風・高尿酸血症治療薬の分類と種類並びに作用機序

痛風は，血液中の尿酸濃度が高まり，関節腔に尿酸が析出することで発症する。非常に強い痛みを伴う。

第 1　痛風発作治療薬

1　**コルヒチン**　関節腔への好中球の遊走を抑制する。発作の寛解と予防効果がある。下痢，脱毛などの副作用が強い。

2　**NSAIDs**　インドメタシン，ロキソプロフェンがある。COX-2 阻害によりプロスタグランジンの産生を抑制し，鎮痛作用を発揮する。胃粘膜障害作用が強い。

3　**ステロイド性抗炎症薬**　ヒドロコルチゾン，プレドニゾロンがある。核内受容体に結合し，炎症関連遺伝子の発現を抑制する。連用により糖尿病，感染症，満月様顔貌，肥満，骨粗鬆症，うつ症状，消化性潰瘍，緑内障，浮腫が誘発されることがある。

1〜3 のいずれも痛風発作の第一選択薬である。

第 2　尿酸合成阻害薬

アロプリノール，フェブキソスタットがある。キサンチンオキシダーゼを阻害する。皮疹，肝障害，胃腸障害が出現することがある。

第 3　尿酸排泄促進薬

プロベネシド，ベンズブロマンがある。尿細管からの尿酸の再吸収を抑制する。ベンズブロマンは，劇症肝炎を発症させることがある。

痛風・高尿酸血症治療薬の作用機序を図 51 に示す。

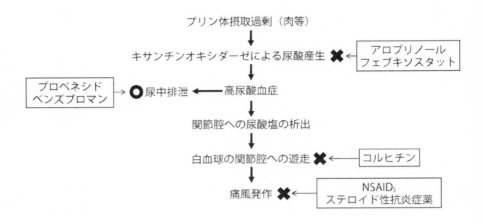

図 51 痛風・高尿酸血症治療薬の作用機序

第4節 骨粗鬆症治療薬の分類と種類並びに作用機序

　骨組織では，破骨細胞による骨吸収と骨芽細胞による骨形成が常に繰り返され，骨量の維持がなされている。骨吸収が骨形成を上回れば，骨量の減少と骨微細構造の破壊が進行し，骨が脆弱となる骨粗鬆症を発症する。男女ともに，50歳を過ぎると骨量が減少してくる。閉経後の女性は，エストロゲン不足から骨量減少が急激であり，骨粗鬆症を発症しやすい。骨粗鬆症患者の80％は閉経後の女性である。骨粗鬆症治療薬には，造骨刺激薬と骨吸収抑制薬がある。

第1 造骨刺激薬

　1　**カルシウム製剤**　乳酸カルシウム，沈降炭酸カルシウムがある。骨基質タンパク質のオステオカルシンに結合し，骨の石灰化を促進する。

　2　**活性型ビタミン D_3**　カルシトリオール，アルファカルシドール，エルデカルシトールがある。消化管からのカルシウムの吸収を促進する。

　3　**ビタミン K₂**　メナテトレノンがある。骨芽細胞に作用し，骨形成を促進する。

　4　**テリパラチド**　副甲状腺ホルモン薬である。前駆細胞の骨芽細胞への分化促進と，骨芽細胞のアポトーシス抑制により，骨新生を促進する。

　4　**ロモソズマブ**　抗スクレロスチン[注18]抗体である。骨吸収を抑制しながら，骨形成を促進する。

第 2　骨吸収抑制薬

　1　**エストロゲン**　エストラジオール，エストリオールがある。破骨細胞のエストロゲン受容体に結合し，活性を抑制する。乳がん，血栓症，冠動脈疾患，脳血管障害の発症に注意が必要である。

　2　**選択的エストロゲン受容体調整薬**　ラロキシフェンがある。骨，肝臓にはエストロゲン作動薬として，乳房や子宮に対してエストロゲン拮抗薬として作用する。破骨細胞のエストロゲン受容体に結合し，活性を抑制する。血栓症を誘発することがある。

　3　**カルシトニン**　合成カルシトニンとしてエルカトニンがある。カルシトニンは甲状腺から分泌されるホルモンである。破骨細胞に結合し，骨吸収を抑制する。

　4　**ビスホスホネート薬**　エチドロン酸，アレンドロン酸，リセドロン酸がある。骨表面のヒドロキシアパタイトに結合する。破骨細胞が骨溶解を行う過程で同細胞内に取り込まれ，同細胞のアポトーシスを誘導する。食道などの粘膜障害に注意が必要である。ビスホスホネート薬については，ミネラルにより吸収が阻害されるので，食事後の服用は不可である。

　5　**デノスマブ**　抗 RANKL[注19]抗体である。破骨細胞の分化・成熟等に関与している RANKL に結合し，骨の溶解を防ぐ。

　骨粗鬆症治療薬の作用機序を図 52 に示す。

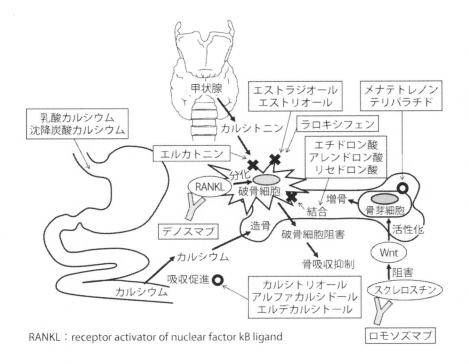

RANKL：receptor activator of nuclear factor kB ligand

図 52　骨粗鬆症治療薬の作用機序

第5節　甲状腺機能異常症治療薬の分類と種類並びに作用機序

　甲状腺濾胞細胞から，甲状腺ホルモンのサイロキシン（T4 注20)）とトリヨードサイロニン（T3 注21)）が分泌される。分泌量は，サイロキシンが全量の約 9割を占めるが，ホルモン活性は，トリヨードサイロニンがサイロキシンよりも約 4 倍高い。サイロキシンは，末梢組織でトリヨードサイロニンに変換されて

作用する。甲状腺ホルモンの産生と分泌は，下垂体から分泌される甲状腺刺激ホルモン（TSH[注22]）により調整されている。甲状腺ホルモンは，標的細胞のATP産生と酸素消費量を高め，基礎代謝を亢進させる。また，心臓のβ受容体数を増加させ，カテコラミンの作用を増強させるなどの作用がある。甲状腺機能異常症には，TSH受容体刺激型の抗TSH受容体抗体[注23]により甲状腺機能が亢進するバセドウ病，甲状腺破壊抗体により甲状腺機能が低下する橋本病（慢性甲状腺炎），TSH受容体阻害型の抗TSH受容体抗体[注24]により甲状腺機能が低下する特発性粘液水腫がある。バセドウ病では，甲状腺腫大，頻脈，体重低下，高脂血症，振戦，発汗，眼球突出などが見られる。橋本病や特発性粘液水腫では，基礎代謝低下による寒冷耐性の低下，体重増加，高脂血症，低血糖などが見られる。

第1　抗甲状腺薬

　チアマゾール，プロピルチオウラシルがある。濾胞細胞のペルオキシダーゼを阻害することで，チロシンのヨウ素化反応を抑制し，サイロキシンの産生を阻害する。甲状腺機能亢進症の第一選択薬はチアマゾールである。致死的副作用として，チアマゾールは無顆粒球症，プロピルチオウラシルは劇症肝炎に注意が必要である。

第2　甲状腺ホルモン

　1　**レボチロキシン**　T_4製剤である。半減期が7日と長く，長期維持療法に使用される。

　2　**リオチロニン**　T_3製剤である。効果発現は早いが，半減期が短く頻回に投与する必要がある。心毒性がある。

　甲状腺機能異常症治療薬の作用機序を図53に示す。

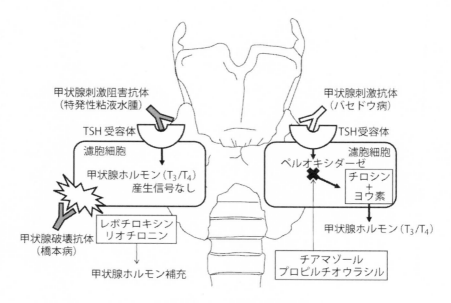

図 53 甲状腺機能異常症治療薬の作用機序

【注 解】

1）若い世代で発症することが多いため，若年性糖尿病とも呼ばれていた。全糖尿病の約
10%を占める。

2）全糖尿病の約 90%を占める。

3）膵炎，膵臓がん，膵臓摘出などにより発症する。

4）妊娠中に発生した又は初めて認識された耐糖能低下をいう。胎盤で産生される，ヒト
胎盤性ラクトゲンによるインスリン抵抗性や，インスリナーゼによるインスリン分解
などが原因で発症する。

5）sulfonyl urea

6）adenosine monophosphate-activated protein kinase

7）dipeptidylpeptidase-4

8）血糖値が高いときに小腸から血液中に放出され，膵臓の β 細胞のインスリン分泌を促

進させるホルモンの総称である。glucagon-like peptide-1（GLP-1）と glucose-dependent insulinotropic polypeptide (GIP)が，インクレチンとして確認されている。

9）low density lipoprotein

10）high density lipoprotein

11）動脈硬化を促進させることから悪玉コレステロールと呼ばれる。

12）動脈硬化を抑制することから善玉コレステロールと呼ばれる。

13）hydroxymethyl glutaryl-CoA：省略形の HMG-CoA は，エイチエムジー・コエーと読む。

14）骨格筋が壊死を起こし，ミオグロビンが溶出して腎臓を傷害する。

15）proprotein convertase subtilisin/kexin type 9：PCSK9 が結合した LDL 受容体は，肝細胞内に取り込まれて分解される。

16）peroxisome proliferator-activated receptor α

17）very low density lipoprotein

18）骨細胞から分泌され，Wnt の骨芽細胞分化に対する作用を阻害する生理活性物質である。Wnt はウィントと読む。

19）receptor activator of nuclear factor kB ligand：RANKL はランクルと読む。

20）分子中に 4 個のヨウ素を含有する。

21）分子中に 3 個のヨウ素を含有する。

22）thyroid stimulating hormone

23）甲状腺刺激抗体と呼ばれる自己抗体である。

24）甲状腺刺激阻害抗体と呼ばれる自己抗体である。

第18章
皮膚科・眼科用薬

第1節　皮膚科用薬の分類と種類並びに作用機序

　皮膚疾患治療薬は，外用薬として皮膚に塗布や貼付により直接投与されることが多い。外用薬の透過性は投与皮膚の部位や皮膚の状態により異なる。角質層の薄い外陰部，顔，腋窩，頭皮などの薬物透過性は前腕等よりもよい。一方，角質層の厚い手掌や足底部等の薬物透過性は悪い。表皮や真皮が剥脱した創傷面からの薬物の吸収は速やかである。皮膚科用製剤は，薬理作用を有する主薬と基剤から成っている。基剤は，主薬を皮膚に浸透させたり，患部皮膚を保護したりする働きを有する。基剤には，軟膏基剤，ローション基剤，テープ基剤があり，軟膏基剤が基本である。

第1　炎症・アレルギー治療薬
1　ステロイド性抗炎症薬

　炎症関連細胞を抑制する。毛細血管拡張，皮膚萎縮，多毛，痤瘡などの副作用がある。ステロイド性抗炎症薬とそれらの作用の強さを表4に示す。

2　NSAIDₛ　スプロフェン，イブプロフェンピコノールがある。COX-2を阻害し，プロスタグランジンの産生を抑制する。副作用として，接触皮膚炎を誘発することがある。

3　抗ヒスタミン薬　ジフェンヒドラミンがある。H_1受容体を阻害し，搔痒や蕁麻疹を抑制する。

表 4　ステロイド性抗炎症薬とそれらの作用の強さ

薬物	作用の強さ
クロベタゾールプロピオン酸エステル	最も強力
ジフロラゾン酢酸エステル	
ベタメタゾン酪酸エステルプロピオン酸エステル	かなり強力
ベタメタゾンジプロピオン酸エステル	
デキサメタゾン吉草酸エステル	強力
ベタメタゾン吉草酸エステル	
フルオシノロンアセトニド	
プレドニゾロン吉草酸エステル酢酸エステル	中等度
トリアムシノロンアセトニド	
ヒドロコルチゾン酪酸エステル	
デキサメタゾン	
プレドニゾロン	弱い

4　**免疫抑制薬**　タクロリムスがある。T 細胞からの IL-2 の産生を抑制する。アトピー性皮膚炎に使用される。

5　**JNK 阻害薬**　デルゴシチニブがある。JNK を阻害して免疫反応の過剰な活性化を抑制する。アトピー性皮膚炎に使用される。

6　**抗体薬**　デュピルマブがある。IL-4 と IL-13 の受容体複合体が共有している IL-4 受容体の α サブユニットに対するモノクローナル抗体である。アトピー性皮膚炎に使用される。

第2　感染症治療薬

1　**抗菌薬**　クロラムフェニコール，テトラサイクリン，フラジオマイシン，カナマイシン，ゲンタマイシン，クリンダマイシンがある。表在性皮膚感染症，深在性皮膚感染症，慢性膿皮症などに使用される。

2　**抗真菌薬**　ミコナゾール，ケトコナゾール，テルビナフィン，ブテナフィンがある。白癬，カンジダ症に使用される。

第3 褥瘡・皮膚潰瘍治療薬

アルプロスタジル アルファデスク，トレチノイン トコフェリル，ブクラデシンナトリウムがある。血管新生，肉芽形成を促進する。

第4 皮膚軟化薬

サリチル酸がある。角質溶解作用と防腐作用を有している。

第5 発毛促進薬

1 **塩化カプロニウム** 局所血管拡張作用により脱毛を予防し，発毛を促進する。

2 **フィナステリド** テストステロンから5α-ジヒドロテストステロンへの変換を阻害し，男性型脱毛を抑制する。

3 **ミノキシジル** 毛包に直接作用し，細胞の増殖やタンパク質の合成を促進することにより，発毛を促進する。

第2節 眼科用薬の分類と種類並びに作用機序

眼疾患には，感染性結膜炎，感染性角膜炎，感染性眼内炎，ぶどう膜炎[注1]，アレルギー性結膜炎，白内障[注2]，緑内障[注3]などがあり，原因や症状により抗菌薬，抗ウイルス薬，抗真菌薬，抗炎症薬，抗アレルギー薬，酸化防止薬，眼圧降下薬などが用いられる。眼科用薬の剤形の主体は点眼薬である。点眼された薬液は，眼球結膜と眼瞼結膜で形成される結膜囊に保持され，そこから薬物が拡散していく。薬物は，角膜を浸透して房水から虹彩へ，また眼球結膜を浸透して強膜から毛様体へ達する。

第1 細菌性結膜炎・角膜炎治療薬

1 **ニューキノロン系抗菌薬** ノルフロキサシン，オフロキサシンがある。抗菌スペクトルが広い。

2　**セフェム系抗生物質**　セフメノキシムがある。抗菌スペクトルが広い。

第2　ウイルス性結膜炎・角膜炎治療薬

1　**抗ヘルペスウイルス薬**　アシクロビルがある。軟膏として使用される。

2　**ステロイド性抗炎症薬**　デキサメタゾンメタスルホ安息香酸エステルナトリウム，ベタメタゾンリン酸エステルナトリウム，フルオロメトロンがある。抗炎症目的で使用される。眼圧上昇[注4]，感染症悪化，白内障，創傷治癒遅延などの副作用がある。

第3　真菌性角膜炎治療薬

1　**抗真菌薬**　ピマシリンがある。アスペルギルス属，カンジダ属に有効である。

第4　アレルギー性結膜炎治療薬

1　**抗アレルギー薬**　ケトチフェン，オロパタジン，トラニラストがある。ケトチフェンとオロパタジンは，H_1受容体拮抗作用とメディエーター遊離抑制作用を有している。トラニラストの作用は，専らメディエーター遊離抑制である。

2　**ステロイド性抗炎症薬**　上記のウイルス性結膜炎・角膜炎治療薬と同様である。

第5　緑内障治療薬

上昇した眼圧を低下させる。

1　**チモロール，カルテオロール，ベタキソロール**　β受容体を遮断し，房水の産生を抑制する。

2　**アプラクロニジン**　α_2作用により，房水の産生を抑制する。

3　**ドルゾラミド，ブリンゾラミド**　炭酸脱水酵素を阻害し，房水の産生を抑制する。

4　**イソプロピル ウノプロストン，ラタノプロスト，トラボプロスト，タフルプロスト，ビマトプロスト**　イソプロピル ウノプロストンは代謝型プロスタ

グランジン F2α 誘導体であり，隅角[注5]部のシュレム管[注6]からの房水の流出を促進する。ラタノプロスト，トラボプロスト，タフルプロストはプロスタグランジン F2α 誘導体である。プロスタグランジン F2α 受容体に結合し，毛様体筋[注7]を弛緩させるとともに，細胞外マトリックス代謝酵素（MMP[注8]）の産生を亢進する。それにより，ぶどう膜・強膜[注9]からの房水の流出が促進される。ビマトプロストはプロスタマイド F2α[注10]誘導体である。プロスタマイド受容体に結合し，ぶどう膜からの房水の流出を促進する。

5　ジピベフリン　眼内でアドレナリンとなり，房水の流出を促進する。

6　ブナゾシン　α1 遮断作用により，毛様体筋を弛緩させる。それにより，ぶどう膜・強膜からの房水の流出が促進される。

7　ピロカルピン　ムスカリン作用により，毛様体筋を収縮させる。それにより隅角が広がり，シュレム管からの房水の流出が促進される。

8　ジスチグミン臭化物　アセチルコリンエステラーゼ阻害によりアセチルコリンの蓄積をきたし，毛様体筋を収縮させる。それにより隅角が広がり，シュレム管からの房水の流出が促進される。

緑内障治療薬の作用機序を図 54 に示す。

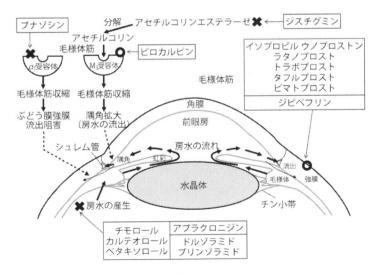

図 54　緑内障治療薬の作用機序

第 6　白内障治療薬

　1　**ピレノキシン，グルタチオン**　水晶体の混濁を遅延させる。

第 7　散瞳薬

　1　**アトロピン**　抗コリン作用により瞳孔括約筋を弛緩させる。その結果，瞳孔が散大する。

　2　**トロピカミド**　α_1 作用により瞳孔散大筋を収縮させる。その結果，瞳孔が散大する。

【注　解】

1) 虹彩，毛様体及び脈絡膜の炎症である。それら 3 組織を総称してぶどう膜という。

2) 水晶体が濁り，物がかすんだり，二重に見えたり，まぶしく見えるなどの症状が発現する。

3) 視神経が障害され，視野が欠損していく病気である。主要な原因は，房水の排泄が妨げられることによる眼圧の上昇である。

4) ステロイド性緑内障という。

5) 角膜と強膜の境界部と虹彩根部の間をいう。

6) 角膜の直近の強膜内にある，房水の流出口である。正常では，房水の約 90%がここから流出する。

7) 毛様体にある筋肉で，水晶体の厚さを調節する。

8) matrix metalloproteinase

9) ぶどう膜は，眼球の外壁を構成する 3 層の膜のうち中間層の膜である。注解 1 で述べているように，ぶどう膜には虹彩，毛様体及び脈絡膜が含まれる。強膜は外層の膜である。大部分が白色（俗にいう白目）である。前方は一部透明となっており，この部分を角膜という。なお，内層の膜は網膜である。

10) プロスタグランジン F2α に類似した構造を有する内因性の生理活性物質である。

第19章
救急薬

　救急医療の全領域で使用される薬物は，膨大な種類に上る。本節では，救命処置に特に重要な薬物と，急性中毒の解毒・拮抗薬について述べる。いずれも緊急性を要するため，効果発現が速やかで確実な静脈内投与を原則とする。

第1節　救命処置に使用される薬物の分類と種類

　患者の状態に合わせ，既に述べた薬物の中から適切なものが選択される。

第1　心収縮・循環改善薬

　1　**アドレナリン**　心停止，アナフィラキシーに使用される。心肺蘇生での第一選択薬である。

　2　**ノルアドレナリン**　末梢血管緊張低下を伴う低血圧，アナフィラキシーに使用される。

　3　**ドパミン**　急性循環不全（出血性ショック，心原性ショック）に使用される。

　4　**ドブタミン**　急性循環不全（うっ血性心不全）に使用される。

　5　**ニトログリセリン**　うっ血性心不全，不安定狭心症に使用される。

　6　**アルテプラーゼ**　急性心筋梗塞発症 6 時間以内の冠動脈血栓の溶解に使用される。

第2　抗不整脈薬

1　リドカイン　心室性期外収縮，上室性・心室性頻拍に使用される。

2　ベラパミル　発作性上室性頻拍に使用される。

3　アトロピン　徐脈，高度房室ブロックに使用される。

第3　気管支拡張薬

1　アミノフィリン　気管支喘息発作，肺性心[注1]に使用される。

第4　鎮静・鎮痛・抗痙攣薬

1　ジアゼパム　人工呼吸時の鎮静，痙攣発作（重積状態）に使用される。

2　ミダゾラム　人工呼吸時の鎮静，痙攣発作（重積状態）に使用される。

3　モルヒネ　急性心筋梗塞発症時の鎮痛，鎮静に使用される。

第5　アルカリ化薬

1　炭酸水素ナトリウム　代謝性アシドーシス[注2]の補正に使用される。

第6　利尿薬

1　フロセミド　うっ血性心不全，腎性浮腫時の尿生成に使用される。

第2節　急性中毒の解毒・拮抗薬の分類と種類並びに作用機序

　急性中毒に有効な解毒・拮抗薬は限られている。有効な解毒・拮抗薬がない場合には，救急蘇生処置の ABC [注3]を基本に，毒物の排泄（催吐，胃洗浄，活性炭投与，強制利尿，血液浄化法）及び中毒症状の緩和や合併症の防止のための薬物投与が行われる。

第1　有機リン中毒の解毒・拮抗薬

　有機リンは，アセチルコリンエステラーゼをリン酸化することにより，その活性を阻害する。アセチルコリンが蓄積するため，中毒症状が発現する。

　1　アトロピン　アセチルコリン受容体に結合し，アセチルコリンの作用に拮抗する。

　2　プラリドキシムヨウ化物（PAM^{注4)}）　リン酸化されたアセチルコリンエステラーゼの活性を復活させる（図55）。

第2　アニリン，ニトロベンゼン等による中毒の解毒薬

　アニリン，ニトロベンゼン等は，ヘモグロビンの2価の鉄イオン（Fe^{2+}）を酸化して3価の鉄イオン（Fe^{3+}）とし，酸素結合能のないメトヘモグロビンにする。組織の酸素欠乏をもたらす。

　1　メチレンブルー　メトヘモグロビンを還元し，ヘモグロビンの機能を回復させる。

第3　ワルファリン中毒の拮抗薬

　ワルファリンは，ビタミンKを阻害するため，中毒により出血傾向となる。

　1　メナテトレノン（ビタミンK_2）　ビタミンK阻害に拮抗する。

第4　メタノール中毒の拮抗薬

　メタノールは，アルコール脱水素酵素によりホルムアルデヒドへ，さらにホルムアルデヒド脱水素酵素により蟻酸へ代謝され，強い代謝性アシドーシスと視神経障害をもたらす。

　1　エタノール　エタノールは，メタノールに優先して，アルコール脱水素酵素により代謝されるので，メタノールから蟻酸が産生されるのを阻止する。

　2　4-メチルピラゾール　アルコール脱水素酵素を阻害する。

第5　シアン中毒の解毒薬

　シアンは，チトクローム c オキシダーゼの Fe^{3+} に結合し，細胞呼吸を阻害す

る。

　　1　**亜硝酸アミル, 亜硝酸ナトリウム**　ヘモグロビンの一部をメトヘモグロビンとし, シアンをメトヘモグロビンの Fe^{3+} に結合させて無毒化する（図 55）。

　　2　**チオ硫酸ナトリウム**　シアンの代謝分解を促進する。

第6　ヘパリン中毒の拮抗薬

　ヘパリン中毒により出血傾向となる。

　　1　**硫酸プロタミン**　ヘパリンに結合してその作用を阻害する。

第7　アセトアミノフェン中毒の解毒薬

　アセトアミノフェンは, 肝臓で肝毒性の強い N-アセチル-p-ベンゾキノンイミンに代謝されるが, 常用量では速やかにグルタチオン抱合を受け, メルカプツール酸へと無毒化される。アセトアミノフェンを大量に服用すると, グルタチオンが枯渇して N-アセチル-p-ベンゾキノンイミンが蓄積するため, 肝細胞壊死をきたし, 重症の場合には肝不全で死亡する。

　　1　**N-アセチルシステイン**　グルタチオンの前駆物質である。N-アセチル-p-ベンゾキノンイミンの無毒化を促進する。

第8　麻薬中毒の拮抗薬

　急性麻薬中毒により, 呼吸中枢が強力に抑制され, 最悪の場合には呼吸が停止する。

　　1　**ナロキソン, レバロルファン**　オピオイド受容体に結合し, 麻薬の作用に拮抗する。

第9　ベンゾジアゼピン中毒の拮抗薬

　ベンゾジアゼピンの過量摂取により, 中枢神経系が強く抑制される。ときに呼吸停止に至ることがある。

　　1　**フルマゼニル**　ベンゾジアゼピン受容体に結合し, ベンゾジアゼピンの作用に拮抗する。

第10 重金属類中毒の解毒薬

　中毒が問題となる重金属類には，ヒ素，水銀，クロム，鉛，鉄，銅などがある。ヒ素は，半金属である。ヒ素中毒では，消化器症状（嘔吐，腹痛，下痢），心筋障害，腎障害が強く出現する。水銀は腐食作用，腎障害作用が強い。クロムは腐食作用，肝・腎障害作用が強い。鉛中毒では，腹部仙痛，腎障害，脳症，運動神経麻痺，貧血が見られる。鉄は消化管の刺激・腐食作用，肝・腎障害作用が強い。銅中毒では，嘔吐，胃のびらん・潰瘍，肝・腎障害が誘発される。

1　ジメルカプロール（BAL [注5]）　ヒ素，水銀，クロムとキレートを形成し，無毒化する。

2　エデト酸カルシウムニナトリウム　鉛とキレートを形成し，無毒化する。

3　デスフェラール　鉄とキレートを形成して，無毒化する。

4　D-ペニシラミン　銅とキレートを形成して，無毒化する。

第11　一酸化炭素（CO）中毒の拮抗薬

　CO は無味無臭の気体で，曝露に気づかず中毒を起こす。有機物の不完全燃焼により発生する。わが国における中毒死の死亡原因として最も頻繁に問題となる物質である。火災及びガス器具・ストーブ等の不完全燃焼による事故が多い。また，自動車排気ガスや密室内での練炭燃焼による自殺企図も多い。CO は，ヘモグロビンとの親和性が酸素より約 250 倍も強く，容易に CO-Hb [注6]を形成する。そのため，ヘモグロビンと酸素の結合が阻害され，組織は低酸素状態となる。また，すでに酸素が結合しているヘモグロビンに CO が結合すると，その酸素はヘモグロビンから解離しにくくなる。それにより，組織の低酸素状態が増強される。脳，心臓など酸素代謝の盛んな組織が障害を受けやすい。

　軽症例では，頭痛，悪心・嘔吐，倦怠感などがみられる。中等症例では，強い頭痛，悪心・嘔吐，頻脈・頻呼吸，運動失調などがみられ，病院搬入時の CO-Hb 飽和度[注7]は 10〜25%を示すことが多い。重症例では，痙攣，見当識障害，失禁，循環障害，意識消失，昏睡などがみられ，病院搬入時の CO-Hb 飽和度は 20%以上を示すことが多い。ただし，CO-Hb 飽和度は重症度と相関しない場合も多いので注意が必要である。CO-Hb 飽和度が 50%を超えると致死的である。

1 **酸素** 100%酸素を投与することにより，CO の排泄が促進される。中毒症状がなくなり，CO-Hb 飽和度が正常値に低下するまで投与を続ける。

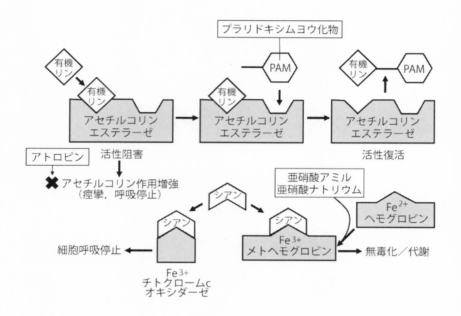

図 55 有機リン中毒及びシアン中毒に対する解毒薬の作用機序

【注 解】

1) 肺循環障害により引き起こされる，右心室肥大のことをいう。

2) 低酸素により引き起こされる。

3) airway（気道確保），breathing（人工呼吸），circulation（循環）のことである。

4) pyridine-2-aldoxime methiodide の頭文字で，パムと呼ばれる。

5) British anti-lewisite の頭文字で，バルと呼ばれる。

6) carboxyhemoglobin：ヘモグロビンの酸素結合部位に結合した CO である。

7) CO-Hb の割合（%）である。

第 20 章
漢方薬

　漢方薬は，漢方医学で使用される薬で，西洋医学で使用される薬とは趣を異にする。7〜8 世紀に中国文化とともに中国医学（中医）が日本に伝わってきた。中医イコール漢方医学ではない。漢方医学は，中医を基に，日本人に合った独特の医学（伝統医学）として発展したものである。漢方医学は，当時の漢の国から伝わってきたということでその名がつけられ，東洋医学と同義である。漢方薬は，植物等の生薬を複数組み合わせたもの（方剤）で，患者の体質に対して立てられる独特の診断名「証」に基づいて処方される。証により処方構成は決まっている。

第 1 節　漢方医学における病気のとらえ方

　西洋医学では，臓器障害を症状等から診断し，原因疾患の治療や疾患に伴う諸種の身体症状の緩和を目的に，化学構造と薬理作用が明確にされた薬物が処方される。漢方医学では，疾患を臓器別にとらえるのではなく，身体の平衡機能〔気・血・水のバランス（図 56）：ホメオスタシス〕の破綻ととらえ，その正常化を目的に治療が行われる。一般に，漢方薬には即効性はなく，体質が改善されるまでに比較的長い治療期間を必要とする。

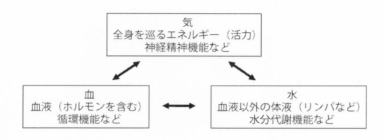

図 56　漢方医学における生理機構の考え（気血水）

第 2 節　代表的な漢方薬とその対象者並びに効能

第 1　補中益気湯（ほちゅうえっきとう）

体力が低下した者の病中病後の体力を増強し，栄養状態や食欲不振を改善する。

第 2　十全大補湯（じゅうぜんたいほとう）

疲労衰弱した者の病後の体力低下，疲労倦怠，食欲不振等を改善する。

第 3　半夏厚朴湯（はんげこうぼくとう）

体力中等度以下の婦人の不安神経症，神経性胃炎，悪阻，不眠症等を改善する。

第 4　抑肝散（よくかんさん）

体力中等度の婦人の神経症，不眠症，ヒステリー，更年期障害等を改善する。

第 5　加味逍遙散（かみしょうようさん）

虚弱体質の婦人の月経不順，月経困難，更年期障害等を改善する。

第6　当帰芍薬散（とうきしゃくやくさん）

体力が低下した婦人の月経不順，月経困難，更年期障害等を改善する。

第7　桂枝茯苓丸（けいしぶくりょうがん）

体力中等度以上の婦人の月経不順，月経困難，更年期障害等を改善する。

第8　桃核承気湯（とうかくじょうきとう）

体力が充実した婦人の月経不順，月経困難，更年期障害等を改善する。

第9　六君子湯（りっくんしとう）

体力が低下した者の胃機能低下による食欲不振，上腹部膨満感等を改善する。

第10　大建中湯（だいけんちゅうとう）

体力が低下した者の過敏性大腸症候群，腸管通過障害等を改善する。

第11　大黄甘草湯（だいおうかんぞうとう）

体力中等度の者の便秘を改善する。

第12　大柴胡湯（だいさいことう）

体力が充実した者の便秘，悪心・嘔吐，胃炎，肩こり，頭痛，高血圧症等を改善する。

第13　葛根湯（かっこんとう）

比較的体力がある者の感冒，炎症性疾患の初期における頭痛，発熱，悪寒，肩こり等を改善する。また，急性上気道炎などの呼吸器症状も改善する。

第14　小柴胡湯（しょうさいことう）

体力中等度の者の肺炎，気管支炎，食欲不振，胃炎，慢性肝炎等を改善する。

第 15　小青竜湯（しょうせいりゅうとう）

体力中等度の者の気管支炎，気管支喘息，鼻炎等を改善する。

第 16　呉茱萸湯（ごしゅゆとう）

体力が低下して手足が冷える者の吐き気をともなう片頭痛等を改善する。

第 17　五苓散（ごれいさん）

体力の如何を問わず，口渇，尿量減少をきたす浮腫，頭痛，めまい，下痢，吐き気，ネフローゼ症候群等を改善する。

第 18　釣藤散（ちょうとうさん）

体力がやや低下した中年以降の者の慢性頭痛，高血圧を改善する。

第 19　黄連解毒湯（おうれんげどくとう）

体力中等度以上の者の高血圧及び随伴症状を改善する。

第 20　芍薬甘草湯（しゃくやくかんぞうとう）

全ての者の尿路，胆道等の痙攣性疼痛，腓腹筋痙攣等を改善する。即効性がある。

第 21　八味地黄丸（はちみじおうがん）

中年・高齢者の腰部・下肢の脱力感，冷え，しびれ，頻尿等を改善する。

第 3 節　漢方薬の製剤と用法

第 1　湯液

処方された一日分の生薬（せんじ薬）を約 600 mℓ の水で煮詰めてほぼ半量にし，2〜3 回に分けて服用する。

第2　エキス剤

　混合生薬を煮詰めて得たエキスの原末に賦形剤^{注1)}を加えて顆粒剤等にした
もの。1回分ずつ分包されており，医療用漢方薬として使用される。

　いずれも，食前又は食間に服用する。

第4節　漢方薬の副作用

　誤用しない限り概ね安全な製剤であるが，副作用が出現することがあるので
注意が必要である。

第1　小柴胡湯

　薬剤性間質性肺炎。

第2　大黄甘草湯

　下痢。

第3　山梔子（サンシン）を含む方剤（黄連解毒湯など）

　ゲニポシドによる腸間膜静脈硬化症。

第4　甘草を含む方剤（芍薬甘草湯など）

　グリチルリチンによる低カリウム血症，高血圧，浮腫。

第5　麻黄を含む方剤（葛根湯など）

　エフェドリンによる血圧上昇（高血圧患者の場合に注意が必要）。

第6　方剤全般

　皮膚炎・湿疹，横紋筋融解症，肝障害，膀胱炎など。

【注　解】

1）製剤（成型，増量，希釈）を目的に加えられる添加剤で，乳糖，でんぷんなどが用いられる。

第 21 章
消毒薬

　消毒薬は，病原微生物を不活性化又は殺滅するための化学物質である。消毒とは，病原微生物の感染性をなくすことであり，微生物が多少残存していることもある。これに対し滅菌は，病原微生物を完全に除去又は死滅させることである。消毒薬は，アルデヒド類，酸化剤，塩素系，ヨウ素系，アルコール類，フェノール類，ビグアニド，両性界面活性剤，四級アンモニウム塩に分類され，使用目的や対象により使い分けられる。主な消毒薬とそれらの用途，及び病原微生物に対する消毒薬の有効範囲の概要を，それぞれ表 5 及び図 57 に示す。

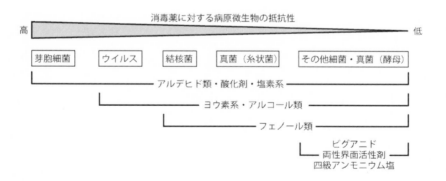

図 57　病原微生物に対する消毒薬の有効範囲の概要

表 5　主な消毒薬とそれらの用途

分類	消毒薬	使用濃度	用途
アルデヒド類	グルタラール	2%	医療器具，室内・家具・物品の消毒
	ホルマリン	1〜5%	医療器具，室内・家具・物品の消毒
酸化剤	過酢酸	0.3%	医療器具の消毒
塩素系	次亜塩素酸ナトリウム	0.02〜0.05% 0.1〜0.5%（HBV*） 1%（血液汚染）	医療器具，室内・家具・物品の消毒。金属不可
ヨウ素系	ポビドンヨード	10%	手術部位，創傷部位，熱傷部位，感染部位の消毒。ヨウ素過敏症には禁忌
	ヨードチンキ	5〜10倍希釈 （1.2〜0.6%）	皮膚，創傷・潰瘍部位，歯肉・口腔粘膜，根管の消毒。ヨウ素過敏症には禁忌
アルコール類	エタノール	70〜80%	注射部位，手指，医療器具の消毒
	イソプロパノール	50〜70%	注射部位，手指，医療器具の消毒
フェノール類	フェノール	2〜5%	排泄物，医療器具，室内・家具・物品の消毒
	クレゾール	0.5〜1%	排泄物，医療器具，室内・家具・物品の消毒
ビグアニド	クロルヘキシジン	0.1〜0.5%	手指，手術部位，医療器具の消毒
		0.05%	結膜嚢の洗浄消毒
両性界面活性剤	アルキルジアミノエチルグリシン	0.05〜0.5%	医療器具，室内・家具・物品の消毒
四級アンモニウム塩	塩化ベンザルコニウム	0.05〜0.2%	皮膚，粘膜，医療器具，室内・家具・物品の消毒
	塩化ベンゼトニウム		

* HBV の消毒目的

　消毒薬の作用機序は，細胞壁，細胞質膜，細胞質，核酸などの凝固・変性，酵素阻害などである。医療器具等を消毒する際には，消毒薬の効力を低下させないために，血液等の汚れを前洗浄により除去しておく必要がある。皮膚や粘膜の消毒の際には，アナフィラキシーや皮膚炎等を起こすことがあるので，注意が必要である。

第 22 章
血液製剤

　血液製剤には，全血製剤，血液成分製剤及び血漿分画製剤がある。さらに，血液成分製剤は赤血球製剤，血漿製剤及び血小板製剤に細分類され，血漿分画製剤はアルブミン製剤，免疫グロブリン製剤及び血液凝固因子製剤に細分類される。全血製剤や赤血球製剤を輸血する場合には，溶血[注1]などの副作用（後述）を防止するため，ABO 血液型と Rh 血液型（D 抗原[注2]）を合致させた製剤を使用する。また，リンパ球により誘発される輸血後移植片対宿主病（後述）を防止するため，あらかじめ放射線を照射してリンパ球を死滅させた製剤（全血製剤，赤血球製剤，血小板製剤）を使用する。

第 1 節　血液製剤

第 1　全血製剤
　1　**人全血液**　健常人から採取した血液に抗凝固剤（クエン酸ナトリウムなど）を添加したものである。出血量が多く，緊急に赤血球と血漿を補充する際に使用される。本製剤の保存は 2〜6℃で行い，採血後 21 日以内に使用する。

第 2　血液成分製剤
　1　**赤血球製剤**　糖代謝を抑えるため，製剤の保存温度は 2〜6℃とする。
　(1)　**人赤血球濃厚液**（RCC [注3]）　　全血を遠心分離して得られる赤血球画分

であり，慢性貧血や失血により赤血球が不足している場合に使用される。本製剤は，採血後 21 日以内に使用する。

　(2)　**洗浄人赤血球浮遊液**　全血から血漿成分を除去した製剤であり，人赤血球濃厚液に微量に含まれる血漿成分による副作用（アレルギー反応）を避ける場合に使用される。本製剤は，製造後 24 時間以内に使用する。

　(3)　**解凍人赤血球濃厚液**　凍結保存しておいた赤血球濃厚液を解凍したものである。貧血又は赤血球の機能低下時に使用される。本製剤は，解凍後 12 時間以内に使用する。

　(4)　**合成血**　O 型血液の赤血球と AB 型血液の血漿を混合したものである。ABO 血液型不適合による新生児溶血性疾患[注4]に使用される。本製剤は，製造後 24 時間以内に使用する。

2　血漿製剤

　(1)　**新鮮凍結人血漿（FFP [注5]）**　血漿を凍結したもので，血液凝固因子を補充するために使用される。本製剤は，-20℃で保存し，採血後 1 年以内に使用する。

3　血小板製剤

　(1)　**人血小板濃厚液（PC [注6]）**　血漿に浮遊した血小板製剤である。本製剤は，20〜24℃で振とうしながら貯蔵し，採血後 72 時間以内に使用する。
　①　**濃厚血小板**　血漿板減少症を伴う疾患に使用される。
　②　**濃厚血小板 HLA [注7]**　血小板減少症を伴う疾患で，抗 HLA 抗体を有するため通常の血小板製剤では効果が見られない場合に使用される。

第 3　血漿分画製剤

血漿を構成するタンパク質を分離し精製した製剤である。

1　アルブミン製剤

　(1)　**人血清アルブミン**　アルブミンを 5〜25%含有する製剤である。熱傷やネフローゼ症候群などのアルブミン喪失，肝硬変症等による低アルブミン血症，及び出血性ショックに使用される。本製剤は，凍結を避けて 30℃以下で保存する。有効期間は 2 年間である。

2 免疫グロブリン製剤

（1） **人免疫グロブリン** 製剤 1 mℓ 中に免疫グロブリンが 150 mg 含まれる。無・低ガンマグロブリン血症や，麻疹，A 型肝炎及びポリオの予防並びに症状の軽減に使用される。本製剤は，凍結を避けて 10℃以下で保存する。有効期間は 2 年間である。

3 血液凝固因子製剤

（1） **血液凝固第VIII因子** 血液凝固第VIII因子の凍結乾燥製剤である。血友病 A（血液凝固第VIII因子欠乏）患者に投与され，出血傾向を抑制する。本製剤は，凍結を避けて 10℃以下で保存する。有効期間は 2 年間である。

（2） **乾燥人血液凝固第IX因子** 血液凝固第IX因子の凍結乾燥製剤である。血友病 B（血液凝固第IX因子欠乏）患者に投与され，出血傾向を抑制する。本製剤は，凍結を避けて 10℃以下（製品により 30℃以下）で保存する。有効期間は 2 年間である。

第 2 節 輸血副作用

　不適合輸血などにより様々な副作用が出現しうるが，臨床上，必ず知っておくべき溶血性輸血副作用と輸血後移植片対宿主病について述べる。

第 1 溶血性輸血副作用

　1 即時型溶血性輸血副作用 ABO 不適合輸血で出現する。ABO 血液型については，自身が持たない ABO 抗原[注8]に対する抗体[注9]が血漿中に存在する。A 型のヒトには抗 B 抗体，B 型のヒトには抗 A 抗体，O 型のヒトには抗 A 抗体及び抗 B 抗体が存在する。そのため，ABO 不適合輸血が行われると，抗体が速やかに抗原と結合することにより補体[注10]が活性化され，溶血やアレルギー反応を起こす。戦慄，悪寒，発熱を呈し，腎不全や DIC から死に至ることもある。

　2 遷延型溶血性輸血副作用 Rh 不適合輸血で出現する。Rh 血液型については，Rh 陰性（D 抗原なし）のヒトに Rh 陽性血（D 抗原あり）を輸血すると，

抗 D 抗体が産生される。そのため，遅れて（1〜2 週間経過して）免疫反応が生じ，残留する輸血された赤血球の溶血により，軽い黄疸や貧血を起こすが，重症化することはない。

第 2　輸血後移植片対宿主病

　受血者の HLA 型が輸血液に存在するリンパ球の HLA 型と一方向適合[注11]の場合に，リンパ球が受血者体内で増殖し，受血者の組織を異物とみなして攻撃することにより発症する。適切な処置が行われなければ，多臓器不全から死に至る。

【注　解】

1）赤血球が壊れること。

2）Rh 血液型には，C，c，D，E，e の 5 つの抗原が存在する。臨床上重要な抗原は D 抗原であり，Rh 血液型検査では D 抗原の有無を見る。日本人には，D 抗原を持つ（Rh 陽性という）人が 99.5%，D 抗原を持たない（Rh 陰性という）人が 0.5%存在する。

3）red cell concentrate

4）臨床上，産婦の血液型が O 型，新生児の血液型が A 型又は B 型の場合に，新生児の溶血性疾患が問題となる。

5）fresh frozen plasma

6）platelet concentrate

7）human leukocyte antigen：白血球表面に発現している白血球抗原である。この抗原は血小板にも存在するため，HLA 不適合血小板輸血を行うと，血小板が破壊されることがある。この製剤は，HLA 適合血小板輸血を行う際に使用される。

8）赤血球膜表面に存在する。A 抗原，B 抗原及び H 抗原がある。H 抗原は全ての赤血球に存在する。O 型の血液では，H 抗原のみが存在する。

9）自然抗体という。

10）血漿中に不活性な酵素前駆体の形で複数存在するタンパク質の総称である。免疫反応に関与する。

11）HLA 一方向適合という。受血者が輸血液のリンパ球を認識する方向では HLA が適合して拒絶しないが，輸血液のリンパ球が受血者を認識する方向では不適合である HLA の組み合わせのことである。

3

濫用薬物

Drugs of Abuse

第 23 章
濫用薬物と薬物濫用

第 1 節　濫用薬物

　濫用薬物とは，精神機能に及ぼすそれらの薬理作用が報酬（多幸感）として受けとめられ，濫用に結びつきうる物質の総称であり，様々な薬物（化学物質）が存在する。日常生活に密着した酒類も，分類上は濫用薬物に属する。代表的な濫用薬物は以下のとおりである。

　①　麻薬性鎮痛薬：アヘン，ヘロイン[注1]，モルヒネ，コデイン，ペチジン，フェンタニルなど。

　②　中枢神経系抑制薬：バルビツール酸系薬物，ベンゾジアゼピン系薬物，アルコール，揮発性溶剤など。

　③　中枢神経系興奮薬：覚せい剤（メタンフェタミン，アンフェタミン），コカイン，カフェイン，ニコチンなど。

　④　幻覚剤：LSD[注2]，マリファナ[注3]，フェンサイクリジン[注4]，ケタミン，サイロシビン[注5]，メスカリン[注6]など。

　濫用薬物には，デザイナー・ドラッグといわれるものがある。デザイナー・ドラッグは，法規制を逃れるために薬物の分子構造を変えたもので，通常，薬理効果が強力である。これに属するものは，オピオイド系薬物（α-メチルフェンタニル，ブチリルフェンタニル，MPPP[注7]など），フェネチルアミン系薬物[注8]（MDA[注9]，MDMA[注10]，2C-P[注11]など），トリプタミン系薬物[注12]（5-MeO-DIPT[注13]，4-AcO-DMT[注14]，4OH-MIPT[注15]）など），フェンサイクリジン系薬物（3-メトキ

シフェンサイクリジン，4-メトキシフェンサイクリジン，ジフェニジンなど），合成カンナビノイド[注16)]（JWH-368，CUMYL-PINACA，ATHPINACA など），カチノン系薬物[注17)]（3,4-ジメトキシ-α-PVP，3,4-ジメチル-α-PVP，3,4-ジメトキシメトカチノン）などがある。

デザイナー・ドラッグの多くは麻薬や指定薬物に指定されているが，新規のものも流通している。指定薬物に指定された薬物は，危険ドラッグとして扱われ，合成カンナビノイドとカチノン系薬物が主流である。

第 2 節　薬物濫用

薬物濫用とは，社会規範から逸脱した目的や方法で薬物（化学物質）を自己摂取する行為である。20 歳未満の者が飲酒や喫煙をすれば，それら行為は法律で規制されているため，たとえ 1 回でも濫用である。覚せい剤や麻薬を含め医療目的以外での薬物の使用は，法律により厳しく規制されているため，たとえ 1 回でも濫用である。なお，WHO は，薬物濫用を「医学的常識を故意に外れた用途又は用法で薬物を大量に摂取する行為」と定義している。薬物濫用は，生活保安上許容できない薬物（化学物質）使用行為といえ，社会的な価値概念である。これに対し，薬物濫用の結果として生じる薬物依存は，薬理学的，生物学的及び心理学的な概念である。

第 1　わが国における薬物濫用の変遷

わが国では，第二次世界大戦（太平洋戦争）までは，社会問題化するような目だった薬物濫用は発生しなかった。しかし，戦争終結後に，軍隊や製薬企業が保有していた覚せい剤であるメタンフェタミンの製剤「ヒロポン」が闇市場に流れ，偽りにせよ，ひと時でも気持ちの高揚が期待できるとして，明日の希望が持てないきわめて厳しい生活環境下に置かれた人々に，瞬く間にその濫用が蔓延した。これが，今日に至る覚せい剤を中心とした，深刻な薬物濫用の始まりであった。わが国における薬物濫用の変遷の概略を図 58 に示す。

1950年代前半（薬物濫用第1期）

● 太平洋戦争終結後，メタンフェタミン濫用蔓延

● 1951年，覚せい剤取締法制定（覚せい剤の所持・使用禁止）

● 1954年，覚せい剤事犯検挙者55,664名（第1次覚せい剤濫用期）

1950年代後半～1960年代前半（薬物濫用第2期）

● 覚せい剤事犯検挙者急減（年間検挙者1,000名未満）

● ヘロイン濫用顕在化

● 1963年，麻薬取締法改正（取締強化）

● 同年，ヘロイン事犯検挙者2,571名

1970年～現在（薬物濫用第3期）

● メタンフェタミン濫用増加

● 1984年，覚せい剤事犯検挙者24,372名（第2次覚せい剤濫用期）

● その後，検挙者減少するも再度上昇

● 1997年，覚せい剤事犯検挙者19,722名（第3次覚せい剤濫用期）

● その後，検挙者漸減するも第3次覚せい剤濫用期継続

● 2020年，覚せい剤事犯検挙者8,471名

● 大麻事犯（2020年検挙者：5,034名）が覚せい剤事犯に次ぐ

図 58　わが国における薬物濫用の変遷

第2　複合濫用

　薬物濫用者は，一種類の薬物に止まらず，複数の薬物を使用することもある。薬物の組み合わせは，目的により，以下の3パターンに別けられる。

　1　混合型　相反する作用を有する薬物を一緒に使用する。代表的なものに，中枢神経系の興奮作用を有するコカインと，抑制作用を有するヘロインの組み合わせがあり，その方法をスピードボールという。これは，ヘロインが，コカインの急激な作用の立ち上がりを和らげるとともに，コカインの作用が消失したときの，不快感（抑うつ気分）を抑制することを期待したものである。

　　2　同時型　類似の作用を有する薬物を一緒に使用する。中枢神経系抑制作用を有するベンゾジアゼピン系薬物と，アルコールの併用が最も多い。その場合には，中枢抑制作用が，相加的又は相乗的に増強されることになる。

　　3　交互型　昼間と夜間で使用する薬物を変える。たとえば，昼間に交感神経興奮作用を有する覚せい剤を使用し，夜間に鎮静剤を摂取する。この使用形態により，他者から薬物濫用を覚られにくく，また本人の行動にも影響が出にくいと考えられている。

第3　薬物濫用に関連した事件・事故に関する責任能力

　　自由かつ正常な判断能力をもって薬物を使用したのであれば，事件・事故発生時に，薬物の影響で心神の喪失又は耗弱状態にあったとしても，法の追求を免れることはできない。ただし，覚せい剤などの中枢神経系興奮薬濫用者でみられる，フラッシュ・バックの場合の法的判断は極めて困難である。

　　フラッシュ・バックでは，薬物濫用中止後，数ヵ月〜数年という長い時間が経ってから，薬物使用中と同様の幻覚や妄想などの異常体験[注18]が，突然に再現してくる。これは，薬物により中枢神経系の過敏性が増加[注19]し，飲酒や心理的ストレス，薬物使用時の感覚の回想などが引き金となって，発症すると考えられている。

　　類似の現象として，逆耐性現象がある。これは，薬物の使用量を減らしても，あるいは使用を中止しても，精神病症状が出現する現象をいう。発生の生物学的機序は，フラッシュ・バックと同じと考えられている。

第4　わが国の薬物犯罪取締法令

　　以下に示す法令により，濫用薬物（化学物質を含む）の輸入，製造，販売，所持，使用が厳しく規制されている。ただし，麻薬及び向精神薬取締法により麻薬に指定されている薬物であっても，それらが有する身体・精神作用は様々であるので注意が必要である。

　　1　大麻取締法（1948 年制定）
　　　対象薬物：大麻草及びその製品。

2　**毒物及び劇物取締法（1950 年制定）**

　　対象物質：シンナーなどの有機溶剤。

3　**覚せい剤取締法（1951 年制定）**

　　対象薬物：メタンフェタミン及びアンフェタミン，並びにエフェドリンなどの覚せい剤原料。

4　**麻薬及び向精神薬取締法（1990 年に麻薬取締法（1953 年制定）が改正）**

　　対象薬物：麻薬[注20]，麻薬原料植物[注21]及び向精神薬。

5　**アヘン法（1954 年制定）**

　　対象薬物：ケシ，ケシがら及びアヘン。

6　**医薬品医療機器等法（2013 年に薬事法（1960 年制定）が改正）**

　　対象薬物：指定薬物（合成カンナビノイド，カチノン系薬物など）。

第 5　薬物濫用に関する国際条約

　薬物濫用は，一国での法的規制のみで防止できるものではない。国際的な協力関係の下に，その根絶に向けた対応が可能となる。以下のような国際条約がある。

　1　**麻薬に関する単一条約**　1961 年 3 月にニューヨークで採択され，1964 年 12 月に発効した。この条約は，麻薬の濫用と不正取引を防止する目的で締結され，麻薬の使用が医療と学術の目的のみに制限された。アヘン系アルカロイド，コカイン系アルカロイド，合成麻薬，大麻及びその樹脂が，麻薬として規制されている。1972 年の議定書により，中毒者の治療とアフターケア関連の規定が追加された。2015 年 3 月現在における締結国は 185 ヵ国である。

　2　**向精神薬に関する条約**　1971 年 2 月にウィーンで採択され，1976 年 8 月に発効した。この条約は，「麻薬に関する単一条約」では規制されていない，覚せい剤，幻覚剤，精神安定剤，睡眠薬，鎮痛薬などの濫用を防止するために締結され，それら向精神薬の製造，輸出入を含む取引や使用が規制されている。2015 年 3 月現在における締結国は 183 ヵ国である。

　3　**麻薬及び向精神薬の不正取引の防止に関する国際連合条約**　1988 年 12 月にウィーンで採択され，1990 年 11 月に発効した。この条約は，麻薬及び向精

神薬の不正な製造・販売，輸出入，栽培などを「不正取引」と見なし，その防止やそれによって得られた財産の没収，隠匿行為[注22)]の処罰化，また犯罪人の引渡し，国際的なコントロールド・デリバリー[注23)]の実施などのために締結された。2015年3月現在における締結国は189ヵ国である。

【注　解】

1) モルヒネの2つの水酸基に酢酸をエステル結合させたジアセチルモルヒネの別名で，血液や脳で速やかにモルヒネに加水分解されて作用を発揮する。

2) d-lysergic acid diethylamide

3) 大麻草を乾燥させたものである。精神症状発現物質はTHC（delta 9-tetrahydrocannabinol又はdelta 8-tetrahydrocannabinol）で，大麻の葉と若い果実の皮に5〜10%含有される。大麻固有の成分はTHCを含め多数存在し，それらを総称してカンナビノイドという。樹脂を固めたものはハッシッシュと呼ばれる。

4) ケタミン近似の物質で麻酔作用を有するが，人体への使用は禁止されている。PCP，エンジェルダストなどと呼ばれる。

5) ワライタケ，ヒカゲシビレタケなど，マジックマッシュルームと称されるキノコに含まれる。体内で速やかに加水分解されて，作用の主体であるサイロシンとなる。

6) アメリカ南西部に自生する小型のサボテン *Lophophora Williamsii* に含まれる。同サボテンの先端を切り取って乾燥させたものをペヨーテという。

7) 1-methyl-4-phenyl-4-propionoxypiperidine

8) アミノ酸のフェニルアラニンから脱炭酸した構造が基本となっている。覚せい剤のメタンフェタミンとアンフェタミンはこの構造を有している。

9) 3,4-methylenedioxyamphetamine：ラブドラッグとも呼ばれる。

10) 3,4-methylenedioxy-N-methylamphetamine：エクスタシーとも呼ばれる。

11) 2,5-ジメトキシ-4-プロピルフェネチルアミンの通称である。

12) インドール誘導体で，アミノ酸のトリプトファンから脱炭酸した構造が基本となっている。神経伝達物質のセロトニンはこの構造を有している。

13) 5-methoxy-N,N-diisopropyltryptamine

14）4-acetyl-N,N-dimethyltryptamine

15）4-hydroxy-N-methyl-N-isopropyltryptamine

16）脳内のカンナビノイド受容体に高い親和性を有する合成化合物の総称である。

17）東アフリカやアラビア半島に生育する常緑樹カートの葉に含まれる，覚せい剤類似
　　のカチノンと共通する骨格を有する。

18）統合失調症に似た症状。

19）化学キンドリングという。

20）ヘロイン，モルヒネ，コデイン，フェンタニル，コカイン，ケタミン，メチロン，
　　サイロシビン，サイロシン，PCP，MDMA，MDA，LSD，GHB，5-MeO-DIPT，2C-T-7
　　などが指定されている。

21）コカ，サイロシビンやサイロシンを含有するキノコ類などが指定されている。

22）マネー・ロンダリングといわれる資金洗浄など。

23）泳がせ捜査のこと。

第 24 章
薬物濫用による合併症

第 1 節　薬物の過剰摂取による中毒

　薬物の過量摂取により，脳，心臓などの重要臓器が障害され，それにより，意識混濁，呼吸抑制，不整脈などが発現する。当然ながら，最悪の場合には死亡する。

第 2 節　薬物による局所障害

　薬物が接触することにより生じる，粘膜や皮膚等の障害である。たとえば，コカイン濫用者は，紙や紙幣でストローを作り，コカインの粉末を鼻から吸引して使用することがあるが，その場合には，多量の粉末が鼻の粘膜に付着する。コカインは血管収縮作用が強く，粉末付着部分の粘膜の血流が阻害されて虚血状態となる。これが繰り返されると，その部分の組織が壊死し，ひどい場合には，左右の鼻孔を隔てている鼻中隔に穿孔を生じる。

第 3 節　薬物による食欲減退

　薬物濫用者には，しばしば栄養失調が認められる。特に，覚せい剤のような

交感神経興奮作用の強い薬物では，食欲の低下が著しい。それらを長期に使用していると，頰がげっそりとこけて，全く人相が変わってしまう。そのような状況では，食事から摂取されるべきビタミン B・C などの欠乏が生じる。この状態が継続すると，脳神経などが障害され，意識障害，幻覚，妄想，記銘力低下[注1]，歩行障害，昏睡などをきたす。

第 4 節　薬物による精神障害

　目的とする薬理作用が消失した後に，重度のうつ状態による自殺が見られる。作用持続時間の短いコカインで顕著である。コカインは，その使用により速やかに多幸感が得られる反面，作用持続時間が 15 分程度と非常に短く，立て続けに濫用される。しかし，コカインがなくなってしまうと，重度のうつ状態となり，希死念慮から自殺を企図することがある。

　精神依存形成により，薬物使用に対する脅迫的欲求が生じれば，薬物あるいは薬物購入資金を得るための窃盗，強盗殺人へと発展する。

　薬物摂取により，統合失調症に類似した精神病状態を呈し，幻聴などから傷害事件や殺人事件が発生することもある。また，精神運動機能の極度の興奮又は抑制による判断力の低下から，転倒・転落事故や交通事故に繋がることもある。冬季であれば，意識障害や異常行動の末に，凍死や溺死することがある。

第 5 節　小道具による感染症

　不衛生な状態で，長期に薬物を皮下に注射すると，細菌感染により，著しい皮膚の爛れとして観察される，壊死性筋膜炎[注2]などを発症することがある。また，細菌に汚染された薬液が血液中に入ると，心臓内で細菌が増殖し，大動脈弁の炎症である，心内膜炎を発症することがある。典型的なものでは，細菌が大動脈弁に付着・増殖し，組織が炎症を起こして疣腫[注3]を形成する（図 59）。

この感染症は，急激に発症し，しかも進行が速く高熱をきたす。重度の場合には，細菌の塊が全身に運ばれ，脳，肺，腎臓などの重要臓器に膿瘍ができる。早く治療しなければ致死的となる。

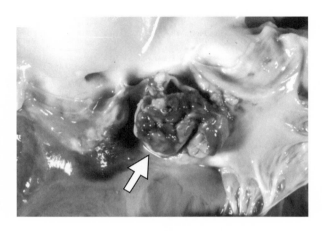

図 59　ヘロイン濫用者の大動脈弁にできた疣腫（矢印）
（南カリフォルニア大学名誉教授 Thomas T. Noguchi 博士提供）

　薬物濫用者間で注射器を使い回しすると，先の使用者の血液が微量ながら注射針の中に逆流し，次の使用者の血液中に混入する。使用者の中に，B 型肝炎ウイルスや C 型肝炎ウイルス，HIV などの保有者がいれば，他の使用者にそれらウイルスが感染する。

第 6 節　添加物による障害

　薬物が純品であれば問題はないが，密売者は，少しでも金を儲けようと，薬物をでんぷん，タルクなどで希釈することがある。それらは，水に溶けず，静脈内に注入されれば，右心房及び右心室を経て肺に運ばれ，肺の毛細血管に引っ掛ってしまう。丁度，肺がフィルターのような役目を果たすのである。図 60

は，薬物濫用者の肺の組織写真で，タルクの結晶による毛細血管の塞栓が認められる。これが広範に生じると，血管の炎症，壊死，肉芽腫[注4]形成から，肺高血圧症[注5]に至る。

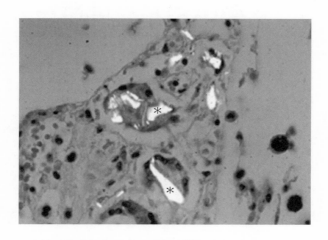

図 60　静脈内薬物濫用者の肺細血管に塞栓したタルク（＊）
（南カリフォルニア大学名誉教授 Thomas T. Noguchi 博士提供）

【注　解】

1）直近の記憶障害である。

2）筋肉表面の筋膜上に細菌感染が広がる炎症で，致命的となる。

3）疣状に組織が増殖すること。

4）炎症細胞を線維組織が取り囲んだ状態をいう。

5）肺動脈が狭まって血流が悪くなり，その血圧が上昇する疾患である。

第 25 章
代表的な濫用薬物の使用による
特徴的な合併症

　ここでは，覚せい剤，ヘロイン，ベンゾジアゼピン系薬物，大麻及びシンナーの使用による特徴的合併症について述べる。

第 1 節　覚せい剤の使用による特徴的合併症

　わが国で濫用されている覚せい剤は，専らメタンフェタミンといってよい。体内に取り込まれたメタンフェタミンは，シナプス前終末からノルアドレナリンやドパミンといったカテコラミンの放出を促進するとともに，放出されたカテコラミンの同終末部への再取り込みを阻害することにより，シナプス間隙や効果器部位のカテコラミンの量を増す。

　自律神経系では，交感神経が刺激され，ノルアドレナリンによる心収縮力と心拍数の増加，血管収縮，血圧上昇，顔面蒼白，瞳孔散大，口の渇き，排尿困難，食欲低下，手足の震えなどが出現する。

　中枢神経系では，ノルアドレナリン及びドパミン作動性ニューロンが刺激され，興奮，快楽，覚せい剤精神病などの多彩な作用が出現する。

第 1　急性心不全
　先にも述べたように，覚せい剤が体内に入ると，自律神経系の交感神経が刺激されて，刺激伝達物質のノルアドレナリンが分泌され，それにより，心臓の

収縮力が増すとともに血管が収縮して，血圧が上昇する。しかし，過量の覚せい剤を一度にあるいは短時間内に使用すると，多量に放出されたノルアドレナリンにより，致死性不整脈[注1)]が誘発される。そのような中毒死例では，心筋の収縮帯壊死[注2)]が観察され，心筋の断裂が著明である。以下に自験例を示す。

　事例：30 歳代の男性。ホテルの一室で，全裸で死亡しているのが発見された。室内にはシーツ，枕などが散乱していた。また，部屋の入り口には，ソファー，机，ハンガーなどで内側からバリケードが施され，外から容易に入れない状態になっているなど，異常行動の痕跡が見られた。左腕には新旧の注射針痕があり，その部分の静脈の内膜にきわめて多数の注射針痕が認められ，覚せい剤を短時間のうちに頻回に静脈内に注射したことを窺わせた。血液中から 14.6 μg/mℓ（致死濃度の約 3.3 倍）のメタンフェタミンが検出された。尿中濃度は 1,240 μg/mℓ を示した。尿は膀胱内に 140 mℓ 貯留しており，尿中のメタンフェタミン総量は 173.6 mg であった。これは，覚せい剤数回分の使用量に相当するものであり，いかに多量の覚せい剤が使用されたか，また，いかに死者の覚せい剤に対する耐性形成が著明であったかを示している。各臓器の鬱血[注3)]と心筋の断裂が著明であった。死因は，覚せい剤中毒による急性心不全であった（守屋文夫ら：法医学の実際と研究 **33,** 133-136, 1990）。

第 2　高体温

　覚せい剤のカテコラミンを介した興奮作用による運動量の増加と皮膚血管の収縮，及び覚せい剤の直接作用による視床下部の体温調節中枢の障害により，体温が異常に上昇することがある。一般に，体温が 40℃に達すると高体温障害が出現し，42〜43℃に達すると数分で不可逆的な細胞の機能障害をきたし，救命が困難といわれている。以下に自験例を示す。

　事例：20 歳代の男性。初冬の早朝に，雨の路上で死亡しているのが発見された。死亡約 8 時間後の直腸温は，35℃を示していた。ヒトが死亡した場合には，死亡後 10 時間までは，体温は概ね 1 時間に 1℃の割合で低下する。本件死者の場合には，外気温が低く，しかも雨に濡れており，通常よりも体温の低下が著しかったと考えられる。仮に，1 時間に 1℃の割合で体温が低下したとしても，

死亡時には43℃程度の体温であったことになる。これでは，生命を維持することは不可能である。左腕の肘窩の皮下には，覚せい剤の注射による新しい出血が見られた。血中覚せい剤濃度は，メタンフェタミンが 0.824 μg/mℓ，代謝物のアンフェタミン[注4]が 0.054 μg/mℓ であり，典型的な中毒死（急性心不全）を引き起こす濃度ではなかった。死因は，覚せい剤中毒によるうつ熱死であった。

第3 頭蓋内出血[注5]

　覚せい剤摂取により，脳動脈の中膜平滑筋の炎症（壊死）が誘発されることがある。これは，覚せい剤の直接作用によるものであり，投与量の多寡や濫用期間に依存しない。臨床診断上は，脳血管撮影により，血管が数珠を連ねたように分節を成す特徴的な所見として認められる。この血管の炎症は，覚せい剤使用後数分以内という，ごく短時間で生じうる。炎症部位の血管は脆弱となり，ノルアドレナリンの遊離に基づく，血管収縮と心拍出量の増加による血圧上昇が加わって破綻する。破綻血管の走行部位によって，くも膜下出血，脳内出血又は脳室内出血が生じる。最も多いのはくも膜下出血で，脳内出血がこれに次ぐ。脳室内出血はまれであり，しかもそのほとんどは，脳内出血が脳室内に穿破したものである。以下に自験例を示す。

　事例1：40歳代の男性。ホテルの一室で死亡しているのが発見された。目だった外傷はなかった。左腕の肘窩には，新旧の注射針痕が認められた。脳は著しく腫脹し，正常では凸面となっている脳回が，頭蓋骨の内板に押し付けられて扁平となり，それにより脳回と脳回の間の脳溝は非常に狭く，不明瞭となっていた。側脳室内に多量の軟凝血が認められた（図61）。一方，脳の皮質や髄質には，出血は認められなかった。血液中から中等量のメタンフェタミンが検出されたが，代謝物のアンフェタミンは不検出であった。また，尿のメタンフェタミン濃度も低く，覚せい剤を使用してから短時間内に脳室内出血をきたし，死亡したものと考えられた（Fumio Moriya et al.: Forensic Science International **129**, 104-109, 2002）。

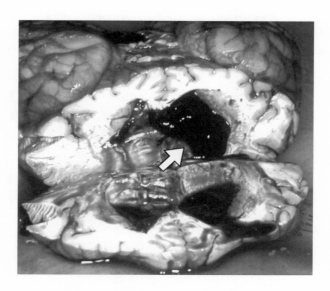

図 61　覚せい剤濫用による側脳室内出血（矢印）
（Fumio Moriya et al.: Forensic Science International **129**, 104-109, 2002）

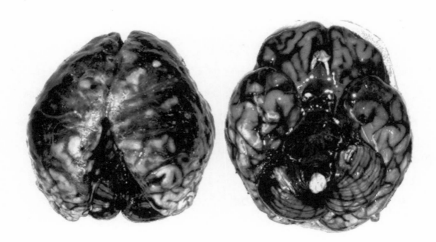

図 62　覚せい剤濫用によるくも膜下出血（黒く見える部分）
（守屋文夫ら：法医学の実際と研究 **48**, 185-190, 2005）

事例2：20歳代の女性。出産5日後の深夜に覚せい剤を自己注射し，その約20分後に激しい頭痛に襲われ，そのまま意識不明となった。翌朝，死亡して発見された。目だった外傷はなかった。右腕の肘窩には，新しい注射針痕が認められた。脳では，広範かつ非常に強いくも膜下出血が認められた。特に，脳底部において著明であった（図62）。若年者のくも膜下出血の原因として多い，先天性の脳動脈瘤や，比較的太い動脈が直接静脈に繋がっている脳動静脈奇形は認められなかった。血液中から，中等量のメタンフェタミンが検出されたが，代謝物のアンフェタミンは検出されなかった。覚せい剤によりくも膜下出血が誘発され，速やかに死亡したことを裏付ける中毒学的検査所見であった（守屋文夫ら：法医学の実際と研究 **48**, 185-190, 2005）。

第4　慢性的心筋障害

覚せい剤により遊離されたノルアドレナリンにより，急性症状として現れなくても，酸素消費量増大による低酸素をきたし，一部の心筋細胞が壊死してしまうことがある。そのようなことが繰り返されると，心筋が線維化した部分が多くなる心筋線維症を発症する。そうすると，残っている心筋が，心臓機能を代償しようと伸びてくる。心筋は，伸びればそれに応じて収縮力が増すが，限界以上に伸びてしまうと収縮機能が弱まり，心臓のポンプ能力が低下する。心臓移植の対象となる拡張型心筋症を発症する可能性がある。そこまで進行しなくても，心筋の線維化が顕著になれば，刺激伝導系に異常をきたし，不整脈による突然死に繋がる危険性が高まる。

第5　精神障害

統合失調症に極めて類似した症状を呈する，覚せい剤精神病を発症する。覚せい剤の使用を中止すれば，多くの場合に，2，3週間以内に症状は表れなくなるといわれているが，時には数年以上にもわたって，異常体験が持続する場合もあるという。カテコラミン系ニューロンの不可逆的な過敏性による，いわゆる「覚せい剤精神病残遺症候群」として，覚せい剤精神病症状などが持続するためである。逆耐性現象やフラッシュ・バックの本体と考えられている。

第 2 節　ヘロインの使用による特徴的合併症

　ヘロインを代表とする麻薬性鎮痛薬の薬理学的特徴は，脊髄後角，中脳被蓋及び大脳辺縁系（図 63）に存在するオピオイド受容体に結合し，下記のような多彩な作用を発揮することである（第 11 章，第 7 節を参照）。

　①　μ オピオイド受容体：鎮痛，鎮咳，多幸感，呼吸抑制，徐脈，縮瞳，便秘，身体・精神依存。

　②　κ オピオイド受容体：鎮痛，鎮咳，鎮静，徐脈。

　③　δ オピオイド受容体[注6]：鎮痛，身体・精神依存。

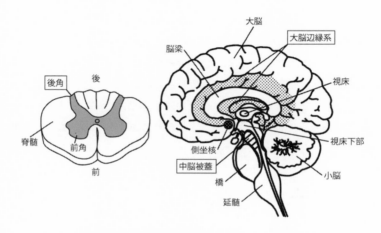

図 63　脊髄後角，中脳被蓋及び大脳辺縁系の部位

　ヘロインは，依存性がきわめて強く，製造，所持及び使用（医療目的であっても）が一切禁じられている。ヘロインは速やかに血液脳関門を通過し，薬理活性の本体であるモルヒネに代謝される。モルヒネは，医療においてがん性疼痛などの鎮痛目的で使用される。

　なお，生体には「脳内麻薬」と呼ばれる短鎖ペプチド[注7]のエンドルフィンとエンケファリンが存在し，それらがオピオイド受容体に結合して鎮痛作用等を発揮する。

第1　呼吸抑制

　ヘロイン使用時には，他の中枢神経系抑制薬よりも呼吸中枢抑制作用が早く
かつ強力に出現し，過量投与により容易に呼吸停止をきたす。その強力な呼吸
中枢抑制作用は，あらゆる動物種に対して共通している。

第2　肺水腫

　ヘロインによる肺水腫[注8)]は，他の中枢神経系作用薬よりも著明である。呼吸
中枢が抑制されはじめると，呼吸は浅く不規則となる。肺の換気能の低下によ
り血液中の酸素分圧が低下するため，低酸素性肺血管収縮が起こり，肺動脈圧
が上昇する。それにより血管が怒張し，エイコサノイド[注9)]などの生理活性物質
が産生されて毛細血管内皮細胞間の結合が破綻し，毛細血管の透過性が亢進し
てくる。この低酸素下でも心臓は拍動を続けるため，血液成分が血管外（肺胞
内）にどんどん漏出してくる。脳では脳浮腫[注10)]が生じ，それにより身体機能
がさらに悪化する。著明な肺水腫状態で呼吸運動が行われるため，漏出した血
液成分が撹拌されることにより，微細な泡沫が多量に形成され，鼻や口から漏
出してくる。溺水と同様の状態となり，もはやガス交換ができなくなり死亡す
る。

第3　体位性窒息

　致死量でなくても，中枢神経系全般にわたる強い抑制作用により意識障害を
きたせば，場所や体位により物理的に呼吸運動（胸郭の運動）が阻害され，予
期せず窒息死してしまうことがある。これを体位性窒息という。たとえば，狭
い場所に潜り込んだまま，あるいは体が前屈したままの状態で昏睡に陥れば，
その危険性が高くなる。以下に自験例を示す。

　事例：40歳代の男性。ホテルのベッド上で，うつ伏せ状態で死亡しているの
が発見された。目だった外傷はなかった。左腕の肘窩には，新旧の注射針痕が
認められた。窒息所見と思われる，眼結膜の溢血点[注11)]，喉頭部粘膜の溢血点，
心外膜[注12)]の溢血点，及び腎盂粘膜の溢血点が認められた。肺は水腫状であっ
た。尿から，ヘロイン固有の代謝物である6-モノアセチルモルヒネと覚せい剤

のメタンフェタミンが検出された。血液中から，ヘロインの活性代謝物である
モルヒネが高濃度に検出された。血中メタンフェタミン濃度は，軽度〜中等度
の中毒レベルであった。状況から，ヘロインと覚せい剤を自己注射したのちに，
ベッド上でうつ伏せ状態で意識障害をきたし，掛け布団で鼻口が閉塞されて窒
息死したと考えられた（Fumio Moriya et al.: Journal of Forensic Sciences **42**,
736-740, 1997）。

第3節　ベンゾジアゼピン系薬物の使用による特徴的合併症

　ベンゾジアゼピン系薬物は，中枢神経系を抑制し，抗不安作用や催眠作用を
発揮する（第11章，第3節を参照）。医療機関での処方量が多く，濫用が問題
となる。トリアゾラムやフルニトラゼパムの濫用が問題となることが多い。ま
た，便宜上ベンゾジアゼピン系薬物に分類されているエチゾラムの濫用も問題
となっている。

第1　呼吸抑制
　一般に，ベンゾジアゼピン系薬物は急性中毒の点からは安全な医薬品である
が，短時間作用型のベンゾジアゼピン系薬物は，過量投与により呼吸中枢を抑
制し，呼吸停止を誘発することがある。特に，ミダゾラムでその作用が強い。

第2　体位性窒息
　ベンゾジアゼピン系薬物を服用後，不自然な体位や狭い場所で昏睡に陥ると，
体位性窒息をきたす危険性がある。以下に自験例を示す。
　事例：50歳代の男性。川土手斜面の竹薮の中で，うつ伏せ状態で死亡してい
るのが発見された。地上に露出した木の根で頸部が圧迫された状態であった。
顔面は鬱血し，眼結膜，口腔粘膜，及び喉頭粘膜に多数の溢血点が認められた。
諸臓器も鬱血が著明であった。血液中から，トリアゾラムが高濃度に検出され
た。胃内には，総量 8.4 mg のトリアゾラムが残存していた。本件死者は，トリ

アゾラム製剤を数十錠服用して徘徊中に，意識障害をきたしてうつ伏せに倒れ込み，たまたま木の根に前頸部が圧迫された状態となったために，窒息死したものと考えられた（Fumio Moriya et al.: Legal Medicine, **5**, s91-s95, 2003）。

第3　低体温症と溺水

　体位性窒息に至らなくても，意識障害をきたせば，季節や場所により，通常では起こりえない状況で，低体温症や溺水に繋がる危険性がある。今日では，医療機関において，鎮静や催眠を目的にベンゾジアゼピン系薬物が処方されることが多く，そのような不慮の事故が発生している。以下に自験例を示す。

　事例：50歳代の女性。冬季の早朝に，水深約5 cmの用水路で，うつ伏せ状態で死亡しているところを発見された。両膝の溶血性皮下出血，胃粘膜出血など，低体温により生じる所見が認められた。左右気管支内及び胃内には，土砂様の異物が認められた。血液中から，ニトラゼパムが高濃度に検出された。胃内には，ニトラゼパムが14.1 mg残留していた。本件死者は，多量のニトラゼパムを服用後，意識障害をきたして用水路に転落し，そのまま低体温となり，最終的に溺水を吸引し窒息死（溺死）したものと考えられた（Fumio Moriya et al.: Forensic Science International, **131**, 108- 112, 2003）。

第4　順行性健忘症

　ベンゾジアゼピン系薬物は，常用量を服用した場合でも服用後の一定期間の記憶がなくなる順行性健忘作用を有している。入院中の高齢者が，就寝前にトリアゾラムを服用し，深夜に院内を徘徊してナース・ステーションへ行ったが，翌日にはその記憶が全くないということなどが発生している。また，そのような薬理作用を利用した強姦事件なども発生している。筆者がトリアゾラムの薬理学的特徴について相談を受けた事件では，トリアゾラム製剤のハルシオン錠1錠を飲まされた後に強姦された女性が，そのとき覚せい状態であったにもかかわらず，状況を全く思い出せないということであった。強姦犯がその時の様子をビデオカメラで撮影しており，押収されたビデオの中で，被害女性は犯人と会話をしていたということである。

第 4 節　大麻の使用による特徴的合併症

　大麻を 1 本吸煙すると，1〜3 時間作用が持続する。体内に取り込まれた有効成分の THC が，脳内に広く分布するカンナビノイド受容体に結合し，多彩な作用をもたらす。同受容体に結合する内因性のカンナビノイドとして，アナンダミドが発見されている。また，危険ドラッグの主要成分である合成カンナビノイドは，カンナビノイド受容体との親和性が極めて強いものが多い。大麻を吸煙すると，酩酊感や陶酔感とともに，色がより鮮明に見えるとか音が激しく響くとかといった，多彩な知覚変化が急激に発現してくる。大麻がミュージシャンなどの芸術家の間で古くから用いられていたのも，こういう体験がもたらされるからと思われる。

　大麻は，覚せい剤，ヘロインなどといった，より依存性の強いハード・ドラッグへの入門となる薬物（門戸開放薬[注 13]）として位置づけられている。ハード・ドラッグ依存症者の 60％程度が，大麻濫用歴を有するともいわれている。

第 1　精神障害

　長期間わたり大麻を大量に使用し続けると，幻覚・妄想状態となる。また，反応性が鈍り何もやる気が起こらなくなる，動因喪失症候群を発症する。

　なお，大麻単独による死亡はきわめて稀で，ほとんどの大麻関連死者は他の薬物を併用している。ただし，一服の大麻により発現する幻覚や意識障害は，濫用者が粗暴，短気，爆発性，即行性などの性格を有している場合には，自他にとって危険をもたらす可能性が高いことを認識しておく必要がある。

第 5 節　シンナーの使用による特徴的合併症

　シンナーは，複数の有機溶剤の混合液を表す用語である。主たる成分はトルエンである。脂溶性が高く，吸引後，速やかに脳に分布し，強い麻酔作用を発揮する。シンナーを吸引すると，まず知覚の変化が生じ，次いで酩酊感ととも

に，視覚や聴覚の多彩な変化が表れる。物の形が変わって見えたり，また大きく見えたり小さく見えたりする。

第1 呼吸抑制

過量吸引により，延髄の麻痺をきたし，呼吸や心臓の運動が抑制されて死亡する。以下に自験例を示す。

事例：20歳代の男性。自室で死亡しているところを発見された。室内には，破損したガラス障子の破片が散乱しており，シンナー臭が充満していた。大きな外傷はなかった。諸臓器は鬱血が著明であり，血液中から，致死的といわれている濃度の約2倍（111 μg/mℓ）のトルエンが検出された。多量のシンナーを吸引し続け，錯乱ののちに，呼吸中枢麻痺により死亡したものと考えられた。

第2 急性心不全

シンナー成分のトルエンなどの芳香族炭化水素[注 14)]は，カテコラミンに対する心筋の感受性を高める。シンナーを濫用している未成年者の補導的側面等から，注意が必要である。それは，シンナーを使用しているところを発見され，走って逃げるというような状況下では，交感神経興奮により，致死性不整脈が非常に起こりやすくなるからである。シンナーを吸引していた青年が，警察官に追いかけられて急死する，という事故が実際に発生している。

第3 窒息

シンナーを入れたビニール袋の口を鼻口に当て，シンナーの蒸気を吸入していると，次第に酩酊状態となる。さらに吸入を続けると，そのまま意識を失うことがある。その場合に，運悪く鼻口がビニール袋で覆われたままであれば，酸素欠乏から窒息死する。

第4 火傷

シンナーは引火性が強く，その吸引中にライター等を使用して火傷を負い，状況により家屋火災へと繋がることもある。以下に自験例を示す。

事例：20 歳代の男性。木造家屋 2 階の自室から，火だるまとなった死者が降りてきた。火は家屋に燃え移り，家屋は全焼した。焼け跡から，焼損死体となった死者が発見された。血液中から，中等量のトルエンが検出された。シンナーを吸引中にライターの火が引火し，火傷により死亡したものであった。

【注　解】

1) 放置していると短時間で死亡する危険性が高い不整脈のことで，心室頻拍や心室細動を指す。

2) 心筋の低酸素による壊死像である。

3) 静脈や毛細血管内に血液が停滞した状態である。

4) メタンフェタミンは一部が肝臓で代謝されてアンフェタミンとなる。

5) 頭蓋内出血とは，くも膜下出血，脳内出血，脳室内出血など，頭蓋内に生じる出血の総称である。

6) デルタオピオイド受容体と読む。DOP 受容体とも表記する。

7) 少数のアミノ酸が連なったものをいう。

8) 肺胞内に血液成分が貯留した状態である。

9) アラキドン酸などの炭素数 20 個の高度不飽和脂肪酸（多数の二重結合を有する脂肪酸）から生成される生理活性物質の総称である。オータコイドに含まれ，炎症にかかわるプロスタグランジンなどがある。

10) 脳の間質の体液量が増加した状態をいう。

11) 小さな点状の出血のことである。

12) 心臓の表面を覆う薄い透明の膜で，臓器表面を覆う漿膜と称されるものである。

13) ゲートウエイ・ドラッグともいう。

14) ベンゼン環を含む炭化水素である。

第 26 章
飲酒

第 1 節　わが国における飲酒の傾向

　男女の飲酒率は，以前は，それぞれ 80%及び 20%程度であったが，2017 年 1 月に日本酒造組合中央会が全国の成人 3,000 名を対象に実施した調査によると，男性の飲酒率は 83.6%とあまり変動はないものの，女性の飲酒率は 72.9%と大幅に増加している。男女雇用機会均等法の下に，女性の社会への積極的進出が，飲酒率の急上昇に関与していると考えられる。しかしながら，わが国における 20 歳以上の者の平均飲酒量については，1993 年までは増加したが，それ以降は漸減傾向にある。これは，急速に進む高齢化が一因と考えられている。高齢者では，若年者に比べて飲酒量が減少するためである。

　1 日に，純粋なアルコール（エタノール）として，60 g 以上飲酒する多量飲酒者[注1]は，男性の 13%程度，女性の 3%程度存在し，その数は 860 万人程度と推定されている。そのうち，「アルコール依存症の疑い」とされる者は，ほぼ半数の 440 万人程度（男性の約 7%，女性の約 1%）と考えられている。なお，WHO の基準でいう多量飲酒者[注2]は，約 200 万人と推定されている。

　2019 年の国民健康・栄養調査によれば，飲酒頻度は，男性では，週に 3 日以上の者が 45.4%であり，30.2%の者は毎日飲酒していた。女性では，週に 3 日以上の者は 15.4%であり，毎日飲酒しているものは 7.4%であった。また，1 日の飲酒量については，適量[注3]とされる，日本酒に換算して 1 合（180 mℓ）未満の者が，男女飲酒者のそれぞれ 29.0%及び 48.2%を占めていた。2 合以上の飲酒者

は，男性では 33.5%，女性では 17.7%であった。3 合以上の多量飲酒者の割合が最も高い年齢層は，男性は 40 歳代，女性は 20 歳代であった。

　アルコール飲料については，男女ともにビール類や焼酎（酎ハイを含む）の消費量が多く，それら以外では，男性では日本酒，女性ではカクテルやワインの消費量が多いといわれている。

　20 歳以上の者の初回飲酒年齢に関しては，2005 年の国民健康・栄養調査によれば，若年者ほど 20 歳未満での飲酒経験が多い傾向が見られ，近年の中高校生の飲酒態様を反映する 20 歳代では，実に男性の 57.5%，女性の 46.8%が 20 歳未満での飲酒経験を有していた。

第 2 節　アルコールの体内動態

　飲酒後，アルコールは，上部消化管[注4]から速やかに吸収され，門脈から肝臓を経て，全身に分布する。アルコールは水溶性が高く，体組織への分布量は，それらの含水量に比例する。脂肪組織にはほとんど分布しない。したがって，同じ体重のヒトが同量の飲酒をした場合には，体脂肪率の大きいヒトのほうが，血液や脳のアルコール濃度が高くなる。

　体内に吸収されたアルコールの 90%以上は，代謝される。代謝されずに呼気，汗，尿などに排泄されるアルコールは，5%前後に過ぎない。アルコール代謝の 90%以上は肝臓で行われ，胃，小腸，腎臓などでの代謝はごくわずかである。

　肝臓でのアルコール代謝は，アルコール脱水素酵素（ADH[注5]），ミクロソーム・エタノール酸化系（MEOS[注6]）及びカタラーゼ[注7]によって行われる。実際には，ADH が主役を成し，アルコール代謝の 80%程度に関わる。MEOS によるアルコール代謝は 20%程度であるが，飲酒習慣により，その活性が上昇しうる。カタラーゼの関与はきわめて低いと考えてよい。いずれの酵素代謝によっても，アルコールはアセトアルデヒドに酸化される。アセトアルデヒドは，肝臓のアルデヒド脱水素酵素（ALDH[注8]）により，酢酸に代謝される。酢酸は，血行性に末梢の組織（とくに骨格筋）に運ばれ，そこで，TCA 回路[注9]を経て水

と二酸化炭素に分解される。

　ヒトの ADH には 6 つのクラスがあり，アルコール代謝に重要なものは，クラス I の ADH1A，ADH1B 及び ADH1C である。

　MEOS の本体は，CYP である。アルコールの代謝に関与するのは，CYP2E1，CYP1A2 及び CYP3A4 である。中等量から多量の飲酒を長期わたって行うことにより，MEOS の誘導が起こり，アルコール代謝の 50%程度を担うまでに活性が高まることがある。ただし，飲酒を止めれば，2 週間程度で活性は元のレベルに戻る。

　アルコールが酸化されて生じるアセトアルデヒドは，きわめて毒性が強い。ALHD には 6 つのクラスがあるが，アセトアルデヒドの代謝に実際に関わるのは，クラス I の ALDH1 [注 10]とクラス II の ALDH2 [注 11]である。ALDH1 は，アセトアルデヒドに対する Km 値[注 12]が高く，血中アセトアルデヒド濃度が高くならないと，アセトアルデヒドを効率よく代謝できない。一方，ALHD2 の Km 値は低く，低濃度のアセトアルデヒドを速やかに代謝する。日本人の約 40%は，ALDH2 の活性が遺伝的に欠如しており，飲酒により，血中アセトアルデヒド濃度が上昇し，顔面紅潮，低血圧，動悸，頭痛，悪心，嘔吐などの，いわゆるアルコール不耐症状を呈する。全身の皮膚が紅潮することから，フラッシャーと呼ばれる。10%程度のヒトは，ALDH2 遺伝子型が不活性遺伝子のホモタイプ[注 13]で，ALDH2 活性が完全に欠如している。そのようなヒトに対する強制的な飲酒は，きわめて危険である。この型のヒトは，自主的に飲酒することはないので，アルコール依存症などの障害とは無縁といってよい。30%程度のヒトは，ALDH2 の不活性遺伝子と活性遺伝子を 1 個ずつもつヘテロタイプで，ある程度の ALDH2 活性を有している。飲酒の仕方次第で，相当量のアルコール摂取が可能となり，アルコール依存症になる危険性もある。ALDH2 遺伝子型が活性遺伝子のホモタイプ[注 14]のヒトは，アセトアルデヒドを効率よく代謝できるため，アルコール不耐症状は生じない。ノンフラッシャーと呼ばれる。この型のヒトは，泥酔するまで飲酒できるため，飲酒態様により，急性アルコール中毒を発症し，また，アルコール依存症や肝障害などに繋がる可能性が高いので，注意が必要である。

飲酒後，血中アルコール濃度は 3 相の推移を示す（図 64）。

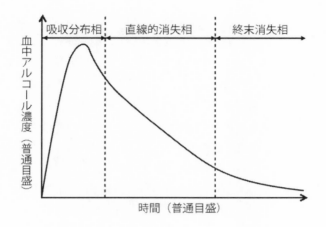

図 64　血中アルコール濃度曲線

①　吸収分布相：アルコールが消化管から吸収されて上昇し，組織濃度との間で平衡関係が成立するまでの時期をいう。

②　直線的消失相：ほぼ直線的に減少する時期をいう。

③　終末消失相：0.4 mg/mℓ 付近以下の曲線的に減少する時期をいう。

直線的消失相では，血中アルコール濃度は，その高低に関係なく，ほぼ一定の割合で低下する。日本人の平均低下率（β_{60} 値[注15]）は 0.16 mg/mℓ/h である。このような消失パターンを 0 次消失とよぶ。終末消失相では，基質であるアルコールの濃度に依存して消失速度が変化する（1 次消失パターンをとる）ため，β_{60} 値は使えない。消失相全域にわたる血中アルコール濃度の解析には，ミカエリス・メンテン式が利用できるが，解析が複雑であり実用化されていない。

第3節　アルコールの神経薬理

　アルコールの急性作用は，中枢神経系の抑制である。消化管から血液中に移行したアルコールは，血液脳関門を容易に通過し，脳に分布する。アルコールが神経細胞膜に到達すると，膜の流動性が変化し，神経伝達に必要なナトリウムイオンとカリウムイオンに対する透過性が減少する。これにより，脱分極が抑制され，活動電位が生じなくなり，神経の興奮伝導が妨げられる。当然ながら，脳内のアルコール濃度が高くなりすぎれば，全ての神経伝達が阻害されるため，脳の機能が停止して死亡する。

　多幸感をあたえるアルコール酩酊は，脳の神経伝達がアルコールにより種々の程度に抑制されることで生じる。その機序に関しては，依然として解明されなければならない部分があるが，2つが考えられている。ただし，それぞれが単独に薬理作用として関わるというものではなく，互いに関連していることを前置きしておく。1つは，カテコラミンを含む神経伝達物質が関与する経路である。これには，まずドパミンが関わる中脳－辺縁ドパミン神経路があり，多くの濫用薬物の報酬作用に共通するものである。中脳被蓋から側坐核（第25章，第2節を参照）に投射しており，抗不安，鎮静などの作用が表れる。また，扁桃体中心核[注16]から側坐核に至る，ドパミン非依存性の経路によっても，同様の作用が発揮されるといわれている。他の1つは，様々なイオンチャネルが関与する経路である。とくに，GABA$_A$受容体が重要である（第11章，第3節を参照）。この受容体は，単独で存在するのではなく，ベンゾジアゼピン受容体などと大分子複合体を形成し，1つのクロライドイオノフォアとして存在している。いずれかのリガンドが対応する受容体に結合すると，クロライドイオンの流入量が増し，神経抑制作用が発揮される。アルコールは，この受容体周辺に作用することによってチャネルを開き，クロライドイオンの透過性を増大させる。

　アルコール依存形成機序はきわめて複雑であるが，長期の多量飲酒によるGABA神経の機能低下，グルタミン酸神経[注17]の機能亢進，内在性不安誘発物質[注18]の発現増大，視床下部の室傍核における副腎皮質刺激ホルモン放出ホル

モンの放出を介したストレス系の活性亢進，及びニューロペプチドYの活性低下によるストレス系の抑制不全が関与していると考えられている。また，L型高電位開口性のカルシウムチャネルの発現増加によるカルシウムイオンの流入増大といった機能変化も，アルコール依存形成に関与していると考えられている。

第4節　急性アルコール障害

典型的なものは，過度の飲酒による急性アルコール中毒である。飲酒習慣やアルコール代謝能の相違による個人差はあるものの，血中アルコール濃度が高くなりすぎると，中枢神経系，とくに脳幹機能の抑制により，呼吸や循環が停止する。一般に，血中アルコール濃度が 3 mg/mℓ 程度[注19]にまで上昇すると 3，4 割の者が急性中毒死するが，同濃度において何らかの行為能力のある者もかなりいる。 4.5 mg/mℓ 以上[注20]になると，例外はあるものの，ほとんど致死的である。前述したように，日本人の 40％程度は，ALDH2 の活性が低いか完全に欠損しており，アセトアルデヒドの代謝が遅い。そのようなヒトでは，アセトアルデヒドの中毒作用が加わるため，血中アルコール濃度が 2 mg/mℓ 程度でも十分致死的となる。

酩酊度を推定するためのおおよその基準は，表6のとおりである。あくまで目安であるので，杓子定規的に使用してはいけない。

また，高度酩酊下での死亡交通事故が頻発している。自動車やバイクの運転中における人身事故や衝突事故，自転車運転中における溝などへの転落事故が多い。事故直後の実況見分時には，身体機能に特に異常が認められなかったものの，剖検により，事故発生時の血中アルコール濃度がきわめて高値を示していたと推定された事例を以下に示す。

事例：死者は 40 歳代の肝硬変を有する男性。車両運転中に追突事故を起こした。事故発生後，死者は，約 50 分間にわたり，警察官による実況見分に協力的に応じた。そのときに，警察官は，死者が飲酒していることに全く気づか

なかった。死者は，実況見分終了直後に心肺停止をきたし，病院に搬送された。心肺蘇生術により心拍は再開したが，その約 12 時間後に死亡した。死因は，外傷性前縦隔血腫による心臓圧迫と判断された。剖検時に採取した大腿静脈血中のエタノール濃度は，1.70 mg/mℓ と高値を示していた。文献的に報告されている肝硬変患者の β_{60} 値（0.09〜0.13 mg/mℓ/h），及び本件死者でみられた医療処置中の肝血流量の低下率から，医療処置中における死者の β_{60} 値は，0.012〜0.057 mg/mℓ/h と算出された。これに基づいて，事故発生時の血中エタノール濃度を求めると，1.93〜2.51 mg/mℓ（中央値：2.22 mg/mℓ）となり，これは，日本酒に換算して 4〜5 合を短時間に飲酒したときの最高血中濃度に匹敵する値であった（守屋文夫ら：法医学の実際と研究 **45**, 33-37, 2002）。

表 6　血中アルコール濃度と酩酊度

血中アルコール濃度（mg/mℓ）	酩酊区分
0.1〜0.5	無症状期（多幸感）
0.3〜1.2	前期興奮期（微酔，多幸感）
0.9〜2.5	後期興奮期（微酔，第1度酩酊）
1.8〜3.0	混乱期（軽酔，第2度酩酊）
2.5〜4.0	麻痺期（深酔，第3度酩酊）
3.5〜5.0	昏睡期（泥酔，第4度酩酊）
4.5〜	死亡

　高度酩酊状態の歩行者の場合には，転倒による頭蓋内出血や高所からの転落死，路上寝による轢死が意外に多い。また，酩酊下での屋内外での凍死や，入浴中の溺死も多い。酩酊による嘔吐はよく見られる光景であるが，泥酔者の場合には，吐物の誤嚥が起こることがあり，それによる窒息死例も散見される。呼吸運動が阻害されるような不自然な体位で昏睡に陥れば，体位性窒息で死亡

することもある。酩酊者への適切なケアが必要である。

　なお、酩酊には、普通酩酊と異常酩酊がある。普通酩酊は、血中アルコール濃度の上昇に伴う中枢神経系の抑制として観察される、一般の酒酔いである。一方、異常酩酊では、身体、言動及び行動に異常が見られる。異常酩酊には、複雑酩酊と病的酩酊がある。複雑酩酊では、身体の麻痺が出現する。意識障害は少ない。精神的に抑制の欠如が目立ち、易刺激的[注 21]である。酩酊時の記憶については、完全健忘は少なく、部分健忘が多いとされる。病的酩酊では、突然意識障害が出現し、周囲状況の認識を欠き、興奮状態となる。幻覚や妄想が見られることがある。身体麻痺症状は出現せず、暴行、自傷行為に走りやすい。酩酊時の記憶については、完全健忘のことが多いとされる。

　また、一般にいう悪酔いと二日酔いを混同しないようにしなければならない。悪酔いは、いわゆるアルコール不耐症状の強いもので、飲酒中におけるアセトアルデヒドの作用によるものである。アセトアルデヒドを効率よく代謝するALDH2 の活性が低い、フラッシャーで見られる。一方、二日酔いは、体内からアルコールが代謝排泄されたのちに残る、頭痛、嘔気、胃部不快感、倦怠感などである。肝臓の代謝バランスのみだれ、急性胃炎、脱水などの複合症状である。

第 5 節　慢性アルコール障害

　長期にわたり多量の飲酒を続けていると、様々な臓器障害が生じてくる。ここでは、肝臓、膵臓、循環器系、中枢神経系及び免疫系に及ぼす障害作用を取り上げて述べる。

第 1　肝障害

　長期多量飲酒により、アルコール性脂肪肝[注 22]、肝線維症[注 23]を経て肝硬変に至る。日本酒に換算して、1 日に 5 合程度の飲酒を約 1 週間続けると、脂肪肝を発症するといわれている。しかし、脂肪肝は可逆性であり、2, 3 週間禁酒すれ

ば，脂肪沈着は完全に消失して，肝臓は正常な機能を回復する。3 合以上を長期に飲酒し続けると，脂肪肝から肝線維症に移行する。さらに，男性では，5 合以上の多量飲酒を 20 年以上続けると，肝硬変を発症すると考えられている。女性では，男性よりも短期間で肝硬変に進展するといわれている。肝硬変には肝臓がんを併発することも多いが，その場合の多くは，C 型肝炎ウイルス感染があるとされている。

　アルコール性肝障害は，アルコール代謝に伴う肝臓内代謝異常[注 24)]による，脂肪の細胞内蓄積の増加や酸化ストレスの増大[注 25)]，アセトアルデヒドによる肝細胞障害，腸内細菌の細胞壁成分である LPS（第 6 章，第 1 節，第 1 の 10 を参照）の腸管から血中への移行促進による，肝臓のクッパー細胞[注 26)]と炎症性サイトカインを介した肝細胞障害などによって引き起こされると考えられている。

　肝硬変患者では，肝不全，門脈圧亢進及び出血傾向が，突然死の原因となることがある。肝不全状態では，アンモニア，アミン等の有害成分の代謝ができなくなり，それらが脳に移行して，肝性脳症という意識障害や昏睡を引き起こす。肝硬変では，肝臓内への血流障害により門脈圧が上昇するため，食道などに静脈瘤が生じ，その破裂により失血死することがある。また，血液凝固因子などのタンパク質の合成ができなくなるので，出血傾向が強くなる。自過失などによる，四肢や体幹への軽い打撲症でも皮下出血が広範囲に及び，また頭部への小さな挫創でも大量に出血し，死亡することがある。さらに，飲酒して嘔吐を繰り返すうちに，食道下端部から胃の噴門部にかけて，粘膜の裂傷が生じることがあり，それにより多量に吐血することもある。これはマロリー・ワイス症候群と呼ばれ，致死的となりうる。

第 2　膵臓障害

　急性膵炎の約 40%，慢性膵炎の約 70% において，主因が飲酒といわれている。しかし，大酒家のうち，膵炎を発症するのは数 % 程度に過ぎず，膵炎発症には，何らかの遺伝的素因が関与し，アルコールはその促進因子と考えられている。遺伝的素因としては，ADH 多型，トリプシン阻害タンパク質多型などが疑われ

ている。

　急性膵炎は，膵管が詰り，膵液が消化管中へ分泌されにくくなり，組織中に
もれ出てくる。膵液は，タンパク質や脂肪の分解酵素を含むため，膵臓の実質
や周囲の脂肪組織を壊死させる。はげしい腹痛を伴い，突然死の原因となるこ
ともある。慢性膵炎は，膵臓の消化酵素による炎症が繰り返されて発症する。
細胞の壊死により，膵臓の線維化が著明となる。インスリンを分泌できなくな
り，二次性の糖尿病を発症することもある。

第3　循環器系障害

　アルコールの循環器系に対する影響には，善悪の二面性がある。

　障害作用としては，高血圧症の有病率を上昇させる。また，飲酒初期には血
管が拡張し，そのため，心拍数が上昇してくる。アルコール依存症者では，心
房細動，心房粗動などといった，頻脈性不整脈を起こしやすくなる。これは，
交感神経活動の優位によるノルアドレナリンの過剰と，副交感神経活動の低下
による心筋の自動能亢進のためと考えられている。心臓性突然死の原因となる。
長期にわたり多量に飲酒すると，心臓への負担増から心筋が肥大し，心臓重量
が正常の2倍程度になることも珍しくない。そのような心臓では，より酸素需
要量が増し，不整脈や心不全を起こしやすくなる。ただし，完全禁酒により，
心筋は正常化するといわれている。いわゆるアルコール性心筋症[注27]を発症す
るのはきわめて稀である。

　一方，血管に対しては，内膜での血小板凝集抑制作用と線溶作用を高めるた
め，血栓が生じにくくなる。また，適度な飲酒量[注28]は，HDL コレステロール
を上昇させて，動脈硬化症を予防する。心筋梗塞に至る冠動脈硬化症，大動脈
解離[注29]の原因となる大動脈硬化症も起こりにくくなる。一般に，習慣飲酒者
の血管内膜は正常に近いことが多い。

第4　中枢神経系障害

1　アルコールの毒性

（1）　**アルコール性小脳変性症**　病理学的には，小脳虫部[注30]から小脳半球上

面の小脳前葉における，プルキンエ細胞や顆粒細胞の脱落と変性が特徴的である。画像診断的には，小脳萎縮が著明である。臨床的には，歩行障害が主要な症状として認められ，構音障害[注31)]を伴う。

　　(2)　**マルキャファーヴァ・ビギャミ病**　病理学的には，脳梁[注32)]の脱髄[注33)]と壊死が特徴的である。脳梁局所の血液脳関門の破綻に伴う，局所のアシドーシスと浮腫が，発症の原因と考えられている。臨床的には，急性経過をたどるものでは，昏睡などの意識障害が主体となる。亜急性経過のものでは，性格変化，歩行障害，筋緊張の亢進などがみられる。

2　欠乏症や電解質の異常

　　(1)　**ウェルニッケ・コルサコフ症候群**　ビタミン B_1 の欠乏によって発症する。食事摂取の不足や偏食，アルコールによる消化管からのビタミン B_1 の吸収低下，肝障害によるビタミン B_1 のリン酸化障害，アルコール代謝によるビタミン B_1 の消費増大などが，要因として考えられている。病理学的には，乳頭体，第3脳室近傍の灰白質，中脳水道周囲の灰白質，及び第4脳室底[注34)]の灰白質の毛細血管増生や，しばしば出血性壊死が見られる（図 65）。臨床的には，眼球運動異常，錯乱，運動失調，記銘力低下，作話などが見られる。

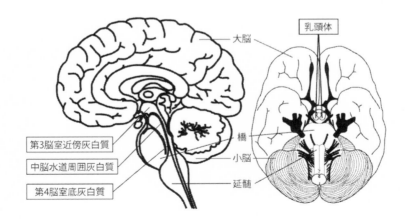

図 65　ウェルニッケ・コルサコフ症候群で病理学的異常が認められる部位

（2）　**ペラグラ脳症**　ニコチン酸の欠乏により発症する。臨床的には，不眠，抑うつ，譫妄[注35)]，幻覚・妄想などの精神症状が見られ，初期症状は神経症の症状と類似しており，診断がつきにくい。その他，落屑[注36)]を伴う紅斑[注37)]を特徴とする皮膚症状が見られ，しばしば下痢を伴う。

（3）　**橋中心髄鞘崩壊症**　病理学的には，橋底部[注38)]の脱髄を主体とする。アルコール依存症者では，下痢や嘔吐により，ナトリウムを含む電解質の低下や脱水を起こしやすい。低ナトリウム血症は，全身倦怠，嘔気，嘔吐，痙攣，意識障害を呈する。低ナトリウム血症を急速に補正すると，一旦意識レベルは回復するが，その後，橋の髄鞘崩壊により，意識障害，嚥下障害，運動障害，痙攣などをきたす。

3　その他　長期多量飲酒により，アルコール性前頭葉萎縮が問題となることがある。認知機能の低下や，転倒による頭部外傷により，硬膜下血腫，脳挫傷などを生じやすくなる。

第5　免疫系障害

大酒家，ことにアルコール性肝障害を有する飲酒者では，免疫能の低下から，肺炎，結核などの感染症を合併しやすくなり，時に致死的となる。免疫の主役をなす顆粒球やリンパ球の減少が確認されており，そのため易感染性になるものと考えられる。

第6節　若年者の飲酒

近年になり，若年者の飲酒は徐々に減少してきている。今世紀に入り，わが国のアルコール消費量が減少してきたことが，大きな要因と考えられている。飲酒の害に対する，国民の意識の高まりと思われる。それと相まって，中高生に対するアルコール健康教育の普及が，若年者の飲酒抑制傾向に好影響を及ぼしているのであろう。しかしながら，若年者の問題飲酒行動にはまだまだ根深

いものがあり，楽観視はできない。

　若年者の飲酒で問題となるのは，無謀な飲酒（一気飲み等）による急性アルコール中毒がまず挙げられよう。若年者は，アルコールを含む薬物の代謝能が未熟であり，20 歳以上の者よりも少ない量で，急性アルコール中毒を起こしやすい。

　また，14 歳以下で飲酒を始めると，20 歳代でアルコール依存症になる可能性が高くなるといわれている。20 歳以上の者では，通常 20〜30 年にわたる多量飲酒により，アルコール依存症を発症するが，若年者では，常習飲酒により，僅か 4，5 年で依存症になることがあるともいわれている。さらに，低年齢からの飲酒は，薬物依存にも結びつきやすい。問題飲酒行動を有する高校生の 8 割程度が喫煙をしており，2 割程度がシンナー濫用経験を有し，数パーセントには，大麻や覚せい剤の濫用経験があるとの調査報告もある。

　若年での飲酒は，登校拒否，家庭内暴力などとも関連しており，交通事故の加害者や被害者になることも多いといわれている。また，脳への障害作用も大きく，記憶力や学習能力の低下をきたす。これは，一個人の障害として捉えるのではなく，若い世代の脱落による将来に向けた労働力や生産性の低下が，社会に多大な悪影響を及ぼす，深刻な問題であるとの認識が必要であろう。

第 7 節　高齢者の飲酒

　高齢者では，体内水分量が低下するため，同じ体重の若者と同量の飲酒をした場合に，血中アルコール濃度が若者よりも高くなる。また，肝臓の重量が低下してくるため，アルコール代謝能も低くなる。さらに，高齢者では，中枢神経系のアルコール感受性が増大するといわれており，飲酒後にアルコールの影響を強く，しかも長時間にわたって受けることになる。そのため，酩酊下での不慮の事故等が発生しやすくなる。飲酒後，路上に横たわって寝てしまい，通行車両に轢過されて死亡するなどの事故が実際に発生している。

　高齢者が過量に飲酒すれば，脳が高濃度のアルコールに曝されることから，

認知機能への悪影響も考慮されなければならない。高齢の多量飲酒者では，認知症のリスクが約 50% も上昇するとの報告もある。アルコール性の脳萎縮が原因と考えられる。ただし，軽度ないし適正な飲酒をする高齢者では，非飲酒高齢者よりも，認知機能の低下が軽度であるともいわれている。脳神経細胞に障害作用を及ぼさない程度のアルコールは，脳動脈硬化を抑制し，かつ脳循環を増大させることにより，むしろ老人性の脳萎縮を防止する方向に働くためと思われる。まさに，アルコールの功罪というべきものである。

　高齢での多量飲酒は，精神疾患の罹患率を高める。高齢のアルコール依存症者の約半数において，大うつ病[注39]，又は気分変調症[注40]が認められたとの報告がある。

　なお，高齢者は，睡眠障害や身体に何らかの疼痛を抱えている場合も少なくない。飲酒習慣を有する場合には，それらの軽減を目的に飲酒量が増し，身体障害や不慮の事故に繋がる恐れがあり，注意が必要である。なお，睡眠障害は，アルコールで改善されるものではない。確かに，入眠がスムーズになるという実感は得られるが，アルコールは徐波睡眠[注41]を減少させるため，睡眠の質からいえば逆効果なのである。

第 8 節　妊婦の飲酒

　女性の飲酒には，特有の問題が存在する。女性は，男性よりもアルコール代謝能が低い。また，女性は，男性よりも一般に体脂肪が多いため，アルコールの分布容積が小さい。アルコールは脂肪組織にはほとんど分布しないからである。したがって，同等の体格であれば，飲酒量は同じでも，女性の方が脳のアルコール濃度が高くなり，男性よりも短期間でアルコール依存症に陥りやすい。

　女性のアルコール依存症者で特に問題となるのは，妊娠時の飲酒による，胎児への悪影響である。母体の飲酒によりもたらされる出生児の障害の最たるものは，「胎児性アルコール症候群（FAS[注42]）」とよばれる。この診断は，1）出生前，出生後の成長遅滞，2）中枢神経系の障害，及び3）特有な顔面の形成不

全〔小頭症^{注43)}，眼瞼裂狭小，不明瞭な人中^{注44)}など〕の確認をもってなされる。それら 3 つの障害のいずれかを有している場合には，「胎児性アルコール作用（FAE^{注45)}）」と診断される。胎児へのアルコールの影響は，さらに多岐にわたり，上記の他に「部分 FAS」，「アルコール関連神経発達障害（ARND^{注46)}）」，「アルコール関連出生障害（ARBD^{注47)}）」，及び「胎児期アルコール曝露（PEA^{注48)}）」といった病態分類が存在する。 近年では，それらの統合的診断名として，「胎児性アルコール・スペクトラム障害（FASD^{注49)}）が用いられている。

FAS の発生率は，米国の一般集団において，出生 1,000 人につき 0.3〜2.2 程度と推定されている。アルコール依存症の母体に関しては，その頻度は数十倍にも上昇すると考えられている。わが国での FAS 又は FAE の発生率は，欧米の概ね 1/10 と低く，出生 1,000 人あたり 0.05〜0.1 人程度と推定されている。その大部分は，大酒家の母体から出生している。

FAS 児には，身体成長の遅滞，精神運動機能の発達遅滞^{注50)}及び知能指数の低下がみられる。中枢神経系の機能障害は，形態異常が強いほど程度が大きい。形態異常は年長とともに不明瞭となってくるが，中枢神経系の機能障害は改善なく終生問題となる。新生児期には睡眠障害が特徴的で，乳児期になると震え，活動低下，首ふりなどがみられる。幼児期では，常同行動^{注51)}，運動失調，振戦，言語発達遅滞，多動が現れ，学童期には学習障害が明瞭である。

どの程度の飲酒量で FAS 児が発生するのかについては，はっきりとしたエビデンスはないが，妊娠期間中において，一度に少なくとも純粋なアルコールとして 75 mℓ 以上を飲酒し，かつ月に 675 mℓ 以上を飲酒すると，FAS 児を出産する可能性が高くなるといわれている。一方，妊娠期間中の飲酒が月に 1 回以下であり，かつ一度の飲酒量が純粋なアルコールとして 75 mℓ 未満の場合には，FAS 又は FAE の発生はごく希ともいわれている。妊娠と薬物に関し，世界で最も信頼性の高いデータベース提供組織のマザー・リスク^{注52)}によれば，妊婦が 1 日にビール 1 杯（200 mℓ）程度を摂取するのは，問題ないであろうとされている。しかし，妊娠期間中には禁酒することが望ましい。

妊娠経過と飲酒について，妊娠のきわめて初期に飲酒すると，児の精神運動機能の発達遅滞が生じ，妊娠第 1 三半期^{注53)}の飲酒では，FAS 児にみられる奇形が

生じる，と考えられている。また，妊娠第 3 三半期[注54]の飲酒により，児の成長遅滞や多動などの中枢神経系の機能障害が起こる。生まれたてのマウス[注55]にアルコールを投与すると，きわめて多くの脳神経細胞が，アポトーシスを起こすことが確認されている。そのような現象が，母体の飲酒による出生児の知能低下や精神疾患の生物学的基礎，として起こっているものと推定されている。

　FAS の発生の促進因子として，栄養失調による亜鉛の欠乏が，実験的に確認されている。マウスやラットをモデル動物として使用した実験によれば，亜鉛を欠乏させた妊娠母体にエタノールを飲用させると，催奇形性の上昇，大脳重量の低下，記憶を司る海馬のニューロン数の減少，及びシナプスの減少が見られたという。一方，アルコール飲用時に亜鉛を摂取させると，大脳重量の低下及び海馬のニューロン数の減少が，ある程度改善されることが確認されている。しかし，催奇形性やシナプスの減少に改善は認められていない。

【注　解】

1)　健康日本 21 の基準による。

2)　1 日に純粋なアルコールとして 150 mℓ 以上飲酒する者。

3)　動脈硬化を防ぐなど，心臓・血管系に対してよい作用をもたらす量をいう。

4)　とくに空腸で効率よく吸収される。

5)　alcohol dehydrogenase：同酵素は，細胞質基質（細胞質から細胞小器官を除いた部分）に存在する。

6)　microsomal ethanol oxidizing system：省略形の MEOS は，メオスと読む。同酵素は，小胞体に存在する。

7)　ペルオキシソームとよばれる，一細胞中に数百～数千個ある微小顆粒状の小器官に存在する。

8)　aldehyde dehydrogenase：同酵素は，細胞質基質とミトコンドリアに存在する。

9)　tricarbonic acid 回路の省略形である。クエン酸回路，クレブス回路ともいう。

10)　細胞質基質に存在する。

11)　ミトコンドリアに存在する。

12）酵素の最高代謝速度の 1/2 の速度を与えるアセトアルデヒド濃度である。

13）2 個とも不活性型遺伝子である。

14）2 個とも活性型遺伝子である。

15）ウィドマークにより示され，飲酒量や酩酊度の推定に利用されている。

16）視床下部の外側斜め下方に存在する。

17）興奮性の神経である。

18）脳内で産生される，ベンゾジアゼピン受容体のアンタゴニストである。DBI（diazepam binding inhibitor）ともよばれる。

19）日本酒に換算して 6 合程度を短時間で飲酒したときに達する濃度。

20）日本酒に換算して 1 升程度以上を短時間で飲酒したときに達する濃度。

21）怒りやすく不快な感情が高ぶった状態をいう。

22）肝細胞に脂肪が沈着した状態である。

23）肝組織中にコラーゲンをはじめとする細胞外マトリックスが沈着した状態である。

24）酸化還元反応のバランス異常が生じる。

25）活性酸素の増加による。

26）肝マクロファージともいう。

27）多量飲酒による心筋障害で，心機能低下をきたす。

28）日本酒に換算して 1 日に 1，2 合程度といわれている。

29）大動脈の内膜が破れて血管壁内に血流が流入し，中膜部分で 2 層に解離した状態である。

30）小脳の後正中部。

31）発音が正しくできない状態である。

32）左右の大脳半球を連絡する神経線維の太い束。図 63 を参照。

33）神経線維を包む髄鞘が障害された状態である。

34）橋側の部分。

35）意識混濁の他に幻覚や錯乱が認められる。

36）フケのこと。

37）血管拡張による発赤。

38）橋の前方部分。

39）日常生活に支障をきたす程の重度のうつ症状が持続している状態である。

40）大うつ病ではないが病的なうつ症状が持続している状態である。

41）脳波が示す深い睡眠。

42）fetal alcohol syndrome：省略形の FAS は，ファスと読む。

43）頭囲が同年齢の平均値に比較して標準偏差の 2 倍以上も小さい。

44）鼻の中央と上唇の中央との間にある縦方向の溝。

45）fetal alcohol effects

46）alcohol-related neurodevelopmental disorder

47）alcohol-related birth defects

48）prenatal exposure to alcohol

49）fetal alcohol spectrum disorder

50）言葉，歩行などの発達が遅れること。

51）同じ行動や行為を目的もなく続けること。

52）カナダのトロントに存在する。

53）妊娠期間を 3 期に分けたときの第 1 期。

54）妊娠期間を 3 期に分けたときの第 3 期。

55）脳の神経発達が妊娠第 3 三半期のヒト胎児に相当する。

第27章
喫煙

第1節　喫煙に関する一般的事項

　喫煙が世界に広まったのは，15世紀末に，コロンブスがキューバ住民の喫煙習慣に接触したのがきっかけであった。それまで，西欧諸国において喫煙習慣はなかった。16世紀に入り，コロンブスが自国にタバコを持ち帰ったのちに，スペイン，ポルトガル，イギリス，フランスなどへ伝播された。わが国で喫煙されるようになったのは，天正の頃（16世紀末）に，ポルトガル人によりタバコが持ち込まれてからのことである。

　日本たばこ産業の調査（2018年で調査終了）によれば，近年のわが国における喫煙率は，2014年に男性が30.3%，女性が9.8%，全体で19.7%であったのが，2018年には男性が27.8%，女性が8.7%，全体で17.9%と漸減傾向を示している。禁煙に対する意識や運動の高まりの結果と考えられる。

　喫煙には，個体的側面，社会的側面及び医学的側面がある。個体的側面は，喫煙による精神の安定及び仕事効率の上昇と，その習慣的行動による健康障害である。社会的側面には，タバコ販売による正の経済効果の反面，タバコ関連疾患による医療費の増大，及び受動喫煙（ETS[注1]）による間接的な健康被害の拡大がある。医学的側面は，喫煙による具体的健康被害である，慢性閉塞性肺疾患（COPD[注2]），肺がん[注3]，ニコチン依存症などの治療と予防の実践である。

　第二次大戦後，喫煙が，成人男性の格好よさを象徴するものとしてとらえられるようになり，喫煙率が著しく上昇した。そのため，喫煙による健康被害も

顕著となり，1950 年代に入ると，喫煙と肺がんとの関連が指摘されるようになった。そして，タバコ煙に含まれる 3,4-ベンツピレンに非常に強い発がん性があることがわかった。なお，タバコ煙には，約 4,000 種の化合物が存在しているといわれており，ガス状成分として，毒性の強い CO [注4]，酸化窒素，アンモニアなどが含まれており，粒子状成分しては，ニコチン[注5]，水，タールなどが含まれている。

　喫煙が多くの人々に受け入れられ，世界中に広まったのは，主要成分であるニコチンの中枢神経系に対する多彩な作用が，心地よいものとしてとらえられたからである。

第 2 節　ニコチンの体内動態

　喫煙後，ニコチンは肺粘膜から速やかに吸収され，数秒で全身の臓器に分布する。ニコチンは，血液脳関門を容易に通過するため，中枢神経系での作用発現が早い。吸収されたニコチンの 80〜90%は，肝臓で代謝される。一部は，腎臓や肺でも代謝される。主要な代謝物は，コチニンである。ニコチンは，血液中での半減期が 0.5〜2 時間程度と短く，血液中から速やかに消失する。しかし，30 分前後の短い間隔で数回喫煙を繰り返すと，ニコチンの血液中への蓄積が起こり，初期の血中ニコチン濃度の 2，3 倍に達することもある。ただし，喫煙間隔を空ければ，ニコチンは速やかに代謝されるため，血液中への蓄積は見られない。一方，コチニンは，半減期が 6〜16 時間程度と比較的長く，血液中の喫煙マーカーとして利用されている。

　ニコチンは，胎盤を容易に通過するため，妊婦が喫煙すると，胎児はニコチンに曝露されることになる。さらに，ニコチンは母乳中に排泄・濃縮されることから，ヘビースモーカーの授乳婦では，乳児がニコチンを高濃度に含む母乳を摂取することになる。

　高度喫煙者では，ニコチンにより肝ミクロソームの CYP 群が誘導され，ニコチン自体の代謝速度も速まるため，喫煙本数が増加する。

　また，短時間の反復喫煙により，急性の耐性が生じ，初回の喫煙で得られた
作用が弱まる。これは，ニコチンによって，神経伝達物質の一時的な枯渇が生
じるためと推定されている。ただし，半日以上の休煙時間をとれば，そのよう
な耐性は消失するので，翌朝の喫煙時において，前日の初回喫煙時と同様の効
果が得られる。

第3節　ニコチンの薬理作用

　ニコチンは，末梢神経系を初め刺激し，後に抑制する[注6]。心血管系に対して
は，交感神経刺激症状が優位で，心拍数の増加，末梢血管や脳血管の収縮をき
たし，血圧を上昇させる。また，血小板凝集能を高めるため，血栓が形成され
やすくなる。消化器系に対しては，副交感神経刺激症状が優位で，胃や腸管の
運動を増強させ，腺分泌量を増加させる。その他，骨格筋刺激による振戦や，
痛覚閾値の上昇[注7]が起こる。

　中枢神経系に対しても初め刺激し，後に抑制する。嘔吐中枢近傍の CTZ の刺
激，又は消化管からの迷走神経を介した反射性興奮が，嘔吐中枢に伝達されて
嘔吐を誘発する。また，大動脈弓，頸動脈小体及び延髄の化学受容器を刺激し，
呼吸を促進させる。一方，脊髄の抑制性介在ニューロンを刺激し，運動反射を
抑制する。

　代謝系に対しては，糖や脂質の代謝を促進する。ホルモン系に対しては，下
垂体後葉からの抗利尿ホルモン[注8]の分泌を増大させ，尿量を減少させる。また，
性ホルモンの分泌を抑制する。

　習慣喫煙者が自分の意思で禁煙にたどり着けるのは，20%以下といわれてい
る。一旦喫煙習慣が身につくと，なかなか禁煙しにくいのは，ニコチンが，脳
内報酬系伝達物質のドパミンやエンドルフィンの放出を高めることから，同物
質に対する精神依存が形成されるためである。喫煙により，ニコチンが中枢神
経系へ分布すると，興奮，抑制，精神安定，抗不安，ストレスの軽減又は増強
など，身体の内外環境に対応した多彩な精神作用が発現し，それらが喫煙要求

の強化因子となるのである。

第 4 節　喫煙態様

　喫煙者により，喫煙要求が高まるための精神的状況が異なる。喫煙者の 2 割
程度は，友人や知人との歓談時など，気分が快適なときに多量に喫煙し，気分
が優れないときには，あまり喫煙しないといわれている。1 割程度の喫煙者は，
抑うつ，不安などといった気分障害時に，その軽減を目的に喫煙すると考えら
れている。そのような喫煙者は，後述する自殺との関連で，注意が必要である。
大半の喫煙者（喫煙者の 6，7 割）は，日常の行動等に関連して，習慣性に喫
煙している。そのような人は，食事の後であるとかデスクワークなど，何らか
の日常的行動環境にいるときなどに決まって喫煙するが，それ以外のときには
あまり喫煙しない。超ヘビースモーカーとよばれる喫煙者は，全喫煙者の 1 割
未満と推定され，気分や周囲環境とは無関係に，起きている間は常にタバコを
くわえている。

　ファイザー株式会社が全国の喫煙者を対象に実施した，「ニコチン依存度チ
ェック 2014（2014 年 10 月実施）」によれば，喫煙者の 7 割近くがニコチン依
存症であった。喫煙者の約 9 割は病院で禁煙の治療を受けられることを知って
いたが，医療関係者に禁煙について相談したことがあるのは，1 割程度に過ぎ
なかった。また，過去 1 年間に 1 回以上の禁煙を試みた経験を有する喫煙者は
3 割程度に過ぎず，その約 7 割は自分の意思のみで行っていた。パートナーの
喫煙に関しては，喫煙者の 4 割近くが好ましくないと思っていた。

　一方，法政大学人間環境学部のゼミ生が大学生を対象に実施した，「大学生
のたばこと恋愛に関する調査（2009 年 11 月実施）」によれば，「たばこを吸う
異性と結婚できない」との回答が，男女ともに 6 割を超えていた。また，約 9
割の学生が異性の喫煙を好ましく思っていない，との結果も得られている。

第5節　喫煙が身体に及ぼす功罪

　喫煙が身体にもたらす影響は，負の側面が大きい。循環器系では，血管内膜の障害作用により，動脈硬化を促進させる。さらに，血小板凝集能を亢進させるとともに血管を収縮させる。冠動脈でそのような血管異常が生じれば，心筋梗塞を発症する。また，大動脈であれば，解離性大動脈瘤[注9]が形成され，その破裂により，出血死する危険性が高まる。脳動脈障害により動脈が閉塞すれば，脳梗塞を発症する。ニコチンを多量に含むタバコ煙が接する口腔内では，血管収縮により微小循環が阻害されるため，歯肉炎を発症しやすくなる。感染により口腔衛生状況が悪化すると，細菌膜成分のLPSが循環血中に侵入し，心筋梗塞等を発症しやすくなるともいわれている。

　呼吸器系では，タバコ煙中の微粒子により誘発される，気道過敏性亢進から進展する慢性気管支炎を発症する。また，末梢気道の収縮と粘液の分泌亢進や貯留下での，細菌増殖による炎症，及び好中球プロテアーゼの相対的過剰による肺胞壁障害と，その修復不全から形成される肺気腫が混在する，COPDを発症する。また，タバコ煙タール中に含まれる，3,4-ベンツピレンを始めとする発がん物質や発がん促進物質により，肺がんの発症率が高くなる。なお，日本酒を1日に2合以上飲む喫煙者は，時々飲酒する喫煙者に比べ，肺がんを発症する危険性が約2倍高くなるという調査結果がある。アルコール代謝に関わるCYP群が，タバコ煙中の発がん物質を活性化することなどが原因と考えられている。

　一方，喫煙による正の側面もないわけではない。錐体外路症状[注10]として振戦などの不随運動が起こる，パーキンソン病の発症を抑える効果がる。パーキンソン病は，黒質線条体ドパミン作動性ニューロンの脱落による，ドパミンの減少が原因である。喫煙が錐体外路症状の緩和や予防に役立つのは，1）タバコ煙に含まれる4-フェニルピリジンに，ドパミンを分解するモノアミン酸化酵素B（MAO-B[注11]）を阻害する作用がある，2）タバコ煙に1〜3%含まれるCOに，黒質神経細胞に発生した細胞傷害作用の強いフリーラジカルを除去する作用がある，そして3）ニコチンに，黒質神経細胞を賦活化し，神経終末からドパミンを遊離させる作用があるためと考えられている。また，喫煙は，大腸の

粘液産生能を回復させ，潰瘍性大腸炎の発症を抑制する可能性も指摘されている。しかし，喫煙が健康に与える負の影響の大きさに鑑みれば，上記の疾病の予防や治療を目的とした喫煙は，決して推奨されるものではない。

第 6 節　若年者の喫煙

　若年期から喫煙を始めると，短期間でニコチン依存症になる危険性がある。初めは，好奇心でタバコに手を出す子供たちが多いが，それには，本人の性格に加え，友人の喫煙，家庭や周囲社会の喫煙環境や喫煙に対する寛容性（無関心）が促進因子となる。若年者では，高次精神活動を司る前頭前野[注 12)]が発達途上であるため，喫煙によりその正常な発達が阻害される可能性があることを，啓蒙する必要があろう。若年期での喫煙は，それを単なる非行と捉えるのではなく，反社会的行為の薬物濫用と位置づけるべきである。若年者における喫煙は，大麻，覚せい剤，麻薬などといった，よりハードな薬物の濫用に繋がる危険性が高まるからである。その他，若年者の喫煙行為と生活習慣の乱れ，不登校や中途退学，さらに恐喝，暴行，万引き，いじめなどとの関連性が指摘されている。

　また，若年女性では，喫煙量が多くなるほど，脳卒中のリスクが高まることが指摘されている。しかし，禁煙により，その危険性は低下し，35 歳までにタバコから離脱できれば，危険性は非喫煙者と同程度になることもわかっている。

第 7 節　高齢者の喫煙

　前記のように，喫煙による様々な健康被害が誘発されるが，高齢者で特に問題となるのは，寝タバコやタバコ火の不始末，さらには喫煙中の脳卒中発症による火災被害である。筆者が関わった，高齢者の家屋火災による焼死剖検例のうち，出火原因が特定された事例の約半数において，タバコ火が火災の原因と

なっていた。ほとんどが，喫煙中に眠り込んでしまうか，消え残ったタバコ火が周囲に燃え移ったと考えられたものであった（守屋文夫ら：法医学の実際と研究 **48**, 253-259, 2005）。喫煙中の脳卒中については，今日まで症例が少ないこともあり，ほとんど注目されていない。しかし，超高齢化社会に突入したわが国においては，高齢者の福祉の点から，失火因子として考慮する必要があると思われる。以下に自験例を示す。

事例：80歳代の喫煙習慣を有する男性。脳梗塞後遺症のため，右半身が不自由であった。冬季の夜，木造2階建ての自宅が全焼し，1階寝室のベッド横で，高度の焼損死体となって発見された。寝室に置かれた石油ストーブ付近の焼損程度が強かった。男性の気道内には煤の付着が認められ，また血液中の CO-Hb 飽和度は44%を示し，男性が焼死したことは明白であった。一方，男性の小脳には出血が認められ，血液中からニコチンが 38.9 ng/mℓ 検出された。したがって，男性は，喫煙中に小脳出血をきたしてストーブ近くに倒れ，その後出火し，焼死したものと推定された。

第8節　妊産婦の喫煙

妊婦の喫煙に関し，児の出生時の体重減少，流産率や早産率の増加，周産期死亡率の増加，生後の発育障害，さらには乳幼児突然死症候群（SIDS [注13]）の増加をきたす危険性が高まるとする，多くの研究報告がある。一方，妊娠中の喫煙が児に与える有害作用に対し，否定的な報告があるのも事実である。ニコチンの母乳中への移行に関しても，確かにニコチンは乳汁中に濃縮されるが，乳児のニコチン摂取量はわずかであり，有害作用はないであろうといわれている。

しかしながら，喫煙者の親を持つ乳児の尿中コチニン濃度は，両親が非喫煙者の子供より5倍以上も高いとのデータがあり，親の喫煙習慣により乳児が常に主流煙[注14]や副流煙[注15]に曝露される環境では，乳児の健全な成長が阻害される可能性が大きいといえる。また，わが国での調査によれば，注意欠陥多動性

障害（ADHD[注16]）の子供を持つ母親の喫煙率は，同年代の一般女性の 2 倍強
であるとの結果が得られている。とくに，ADHD の子供を持つ母親のうち，20
〜24 歳で出産した母親の喫煙率は，87.5%ときわめて高率であった。妊娠中に
も喫煙していた母親は約 35%いた。米国の調査でも，妊婦が喫煙すると，出生
児が ADHD になる危険性が非喫煙者の約 3 倍に高まる，との結果が得られてお
り，妊娠中の喫煙と児の ADHD 発症に，相当の因果関係がある可能性を否定で
きない。さらに，妊娠中の喫煙により，胎児の肺の発達遅滞や免疫能の低下も
わかっており，易感染性による肺炎発症の可能性が高まるといえる。

第 9 節　自殺と喫煙

　わが国では，1998 年から 2011 年まで年間の自殺者が 30,000 人を上回ってい
たが，2012 年に 15 年ぶりに 30,000 人を下回った。しかし，2020 年の自殺者は
21,081 人であり，自殺は依然として深刻な社会問題である。自殺者の 90%以上
は何らかの精神疾患を有し，喫煙が自殺や自殺企図の一つの危険因子と考えら
れている。自殺と喫煙との関連は，うつ状態の喫煙者の脳における，セロトニ
ン機能の低下によって説明されている。タバコに含まれるニコチンは，シナプ
ス前終末においてセロトニンを速やかに放出させ，うつ症状を改善させる作用
を有している。一方，習慣喫煙者が喫煙を中止すると，しばしば抑うつ気分に
陥ることから，喫煙者は，ニコチンの抗うつ作用に耐性を生じやすいと考えら
れている。うつ病の喫煙者は，長期にわたる多量喫煙により，セロトニンが枯
渇してしまうため，セロトニン機能の破綻から，最終的に自殺を企図するとい
われている。

　筆者は，法医解剖例の薬毒物検査結果から，自殺者に占める喫煙者の割合が，
その他の原因で死亡した者に占める喫煙者の割合よりも高いこと，また図 66
に示すように，自殺した喫煙者では，血中ニコチン濃度がその他の喫煙者より
も有意に高い値を示すという，科学的エビデンスを得た。精神疾患を有する習
慣喫煙者は，自殺を企図する際に，きわめて多量に喫煙する可能性が示唆され

た。血中ニコチン濃度を利用し，うつ状態（ストレス）の定量的モニタリングを行うことにより，ニコチン依存症者における，自殺企図切迫状況のより客観的な診断，及び自殺予防に向けた的確な医療の介入が可能となるかもしれない。

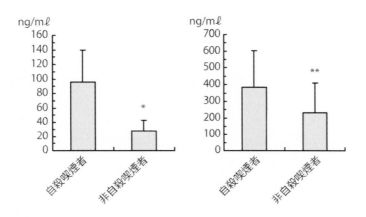

図 66　自殺喫煙者（16 例）と非自殺喫煙者（34 例）における血液中の
ニコチンとその代謝物のコチニンの濃度
* p<0.0001　** p<0.02
（守屋文夫ら:日本アルコール・薬物医学会雑誌 **41**, 487-494, 2006）

【注　解】

1）environmental tobacco smoke

2）chronic obstructive pulmonary disease

3）扁平上皮がん及び小細胞がん。

4）タバコ煙に 1〜2% 含有されている。

5）タバコ 1 本分の煙に約 1 mg 含有されている。

6）刺激過剰により，麻痺が生じる。

7）痛みを感じにくくなる。

8）バソプレッシンである。

9）解離部分に溜まった血液により血管が瘤状に膨れ上がること。

10）運動神経線維の遠心性経路の 1 つである錐体外路系の障害により発症する。

11）monoamine oxidase-B

12）脳前方の大脳皮質。

13）sudden infant death syndrome：省略形の SIDS は，シズと読む。それまで元気だった乳幼児が何の前触れもなく突然死する疾患である。

14）喫煙者が吸って吐いた煙。

15）タバコの先端から立ち上がる煙。

16）attention deficit hyperactivity disorder：不注意，多動性及び衝動性を特徴とする幼少期に発症する発達障害の一種である。

付録
ドーピング禁止薬

　ドーピングとは，スポーツ競技において，競技能力を高める目的で薬物を使用したり，特殊な処置をしたりすることをいう。そのような薬物の使用は，本来の目的から逸脱した不正行為という点から，薬物濫用といえるが，スポーツ競技における不正な薬物使用を，特にドーピングという。

　ドーピング防止の国際的取り組みは，世界アンチドーピング機構（WADA[注1]）により行われている。その目的は，薬物等によりアスリートの体が蝕まれるのを防止すること，及びスポーツの普遍的な価値（フェア精神）を守ることである。わが国では，日本アンチドーピング機構（JADA[注2]）が WADA と連携して活動している。

　オリンピックにおいて最初にドーピング検査が実施されたのは，冬季ではグルノーブル大会（1968 年），夏季ではメキシコ大会（1968 年）である。現在，オリンピックを始めとする主要競技会におけるアスリートのドーピング検査は，WADA 規定に基づいて統一的に行われている。アスリートから厳密な手順により尿や血液を採取・保管し，WADA が公認する検査機関で分析する[注3]。ドーピング検査には，競技会で実施される競技会検査と，抜き打ち検査である競技外検査がある。ドーピング禁止薬は，WADA の禁止リストに掲載されており，多岐にわたる。また，ドーピング禁止薬ではないが，その誤用や濫用の状況をモニターする必要がある興奮薬のカフェインなどは，WADA の監視プログラムの対象薬物[注4]となっている。

第1節　タンパク同化薬

　これに分類されるものの多くは，タンパク同化男性化ステロイド薬であり，単にステロイドと呼ばれる。

第1　代表的なタンパク同化男性化ステロイド薬

　1　**男性ホルモン**　テストステロン，アンドロステンジオン[注5]。

　2　**合成男性ホルモン**　メチルテストステロン。

　3　**タンパク同化作用を強めた合成ステロイド薬**　スタノゾロール，ナンドロロンなど。

　いずれも，筋肉増強を目的に使用される。タンパク同化男性化ステロイド薬は，骨格筋細胞に到達後，細胞質内に移行し，アンドロゲン受容体に結合する。アンドロゲン受容体に結合した同ステロイド薬は，核内に移行し，標的遺伝子の c-fos [注6]を活性化させる。それにより，筋タンパク質の合成が促進され，筋肉の肥大化が起こる。

　タンパク同化男性化ステロイド薬を使用したドーピング方法の一例を図 67 に示す。

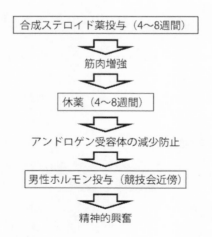

図 67　タンパク同化男性化ステロイド薬の使用方法

第2　タンパク同化男性化ステロイド薬の副作用

　1　男性化作用亢進　男性の場合には，性欲が異常に亢進し，攻撃的となる。女性の場合には，多毛，嗄声，不妊，男性型脱毛が問題となる。

　2　男性ホルモン分泌能低下　男性において，女性化乳房や外性器委縮が問題となる。

　3　タンパク同化作用亢進　タンパク同化が過剰に亢進される結果，筋線維の脆弱化など，筋肉の質が低下する。腱が委縮し，断裂しやすくなる。また，心筋が肥大し，不整脈[注7]を生じやすくなる。

　4　骨髄刺激　血球の過剰産生により，血液の粘性が増し，心筋梗塞や脳梗塞を発症しやすくなる。

　5　脂質代謝異常　血中の総コレステロール値が上昇し，動脈硬化が促進される。

　6　塩類・水分貯留　高血圧となる。

　7　肝機能障害　胆汁の輸送や分泌が障害される，胆汁うっ滞型の肝機能障害を発症しやすくなる。

第2節　ホルモンと関連物質

第1　成長ホルモン（GH[注8]）

　生体では，下垂体前葉から分泌される。ドーピングには，遺伝子組み換えにより生産された製剤が使用される。GH は，直接にタンパク同化を促進するとともに，第2に示すソマトメジン C の産生を介して成長促進作用を示す。

第2　ソマトメジン C

　成長促進作用を有するペプチド系のインスリン様成長因子である。生体では，成長ホルモンの刺激により，肝臓で産生される。ソマトメジン C は，骨及び骨以外の体細胞の増殖を促進する。ドーピングには，遺伝子組み換えにより生産された製剤が使用される。ソマトメジン C の血中濃度が高くなると，負のフィードバック機構により，下垂体前葉からの GH の分泌が抑制される。

第3　エリスロポエチン（EPO[注9]）

　糖タンパク質構造の造血因子である。生体では，動脈血の酸素分圧の低下あるいは貧血により，腎臓の遠位尿細管近傍の間質細胞で産生され，血液中に分泌される。EPO は，骨髄に運ばれた後，増血幹細胞[注10]から分化した前赤芽球等の未成熟な赤血球前駆細胞に発現している EPO 受容体に結合し，赤血球への分化を促進する。ドーピングには，遺伝子組み換えにより生産された製剤が使用される。週 3 回，6 週間の投与で，持久力が 10%程度上昇するともいわれている。

第4　ヒト絨毛性性腺刺激ホルモン（hCG[注11]）

　hCG は，妊婦の胎盤で産生されるホルモン[注12]であり，卵巣の黄体機能を活性化し，プロゲステロンの分泌を促す。それにより妊娠が継続される。hCG 製剤は，妊婦の尿を材料として製造される。男性に投与すると，性腺の精巣間質細胞を刺激し，テストステロンの分泌を促進させるので，男性のみが使用禁止となっている。ドーピングには，タンパク同化男性化ステロイド薬と併用される。タンパク同化男性化ステロイド薬連用による，テストステロンの分泌低下を防止するためである。

第5　排卵誘発剤

　クロミフェンがある。クロミフェンは，視床下部のエストロゲン受容体に結合し，ゴナドトロピン放出刺激ホルモン（GnRH[注13]）の分泌を促進する。それにより，下垂体前葉から黄体形成ホルモン（LH[注14]）と濾胞刺激ホルモン（FSH[注15]）が分泌される。結果的に，テストステロンの産生が増大し，タンパク同化作用がもたらされる。

第6　ホルモンと関連物質の副作用

1　GH 及びソマトメジン C

（1）　**末端肥大症**　成人が使用すると身長は伸びることなく，手足などの末端が肥大する。末端肥大症は不可逆性であり，一旦肥大すると元に戻らない。

(2)　**内臓筋肥大**　心筋肥大による不整脈が生じやすくなる。

(3)　**悪性腫瘍増加**　持続的成長促進作用により，悪性腫瘍を生じやすくなる。

なお，GH には血糖上昇作用があり，糖尿病を誘発する。一方，ソマトメジン C は，血糖低下作用があり，低血糖を誘発する。

2　EPO

(1)　**多血症**　血液の粘性が増し，血栓が生じやすくなる。そのため，脳梗塞，心筋梗塞，高血圧を発症しやすくなる。

3　hCG 及び排卵誘発剤

タンパク同化男性化ステロイド薬と同様の副作用が出ることがある。また，女性化（女性化乳房）をきたすこともある。

第 3 節　興奮薬

カフェイン，エフェドリン，覚せい剤がある。中枢神経系興奮によるパフォーマンスの向上を目的に使用される。

カフェインは，2004 年に禁止リストから外れ，監視プログラムに移行した。尿中濃度が 12 μg/mℓ を超えれば，意図的な使用として報告される。

エフェドリンは，風邪薬の成分であるが，尿中濃度が 10 μg/mℓ 以上でドーピングとみなされる。

興奮薬の副作用には，交感神経興奮による不整脈や過換気症，中枢神経系興奮による幻覚やパニック発作がある。タンパク同化男性化ステロイド薬との併用により，爆発的興奮状態となり他者に危害を与えうる。また，連用により，薬物依存を生じることがある。

第 4 節　麻薬

モルヒネ，ペンタゾシンがある。中枢神経系が抑制されるのでパフォーマン

スにはマイナスであるが，ケガや激しいトレーニングによる苦痛の抑制を目的に使用される。

　麻薬の注意すべき副作用は呼吸中枢抑制であり，命にかかわる。また，連用により，薬物依存を生じることがある。

第5節　利尿薬

　フロセミド，スピロノラクトンがある。利尿による減量を目的に使用される。

　フロセミドでは，副作用の低カリウム血症により，脱力感，骨格筋の筋力低下，不整脈，呼吸筋麻痺をきたすことがある。

　スピロノラクトンでは，副作用の高カリウム血症により，致死性不整脈（心停止），腎機能障害をきたすことがある。

第6節　β_2受容体作用薬

　クレンブテロールがある。筋肉増強を目的に使用される。β_2受容体作用薬には，タンパク異化[注16]遅延作用と脂肪燃焼作用がある。

　β_2受容体作用薬の副作用として，交感神経興奮による心悸亢進，中枢神経系興奮による幻覚がある。興奮薬と同様に，タンパク同化男性化ステロイド薬との併用により，爆発的興奮状態となる。

【注　解】

1) World Anti-Doping Agency：省略形の WADA は，ワダと読む。1999 年 11 月に設立された。

2) Japan Anti-Doping Agency：省略形の JADA は，ジャダと読む。2001 年 9 月に設立された。

3）わが国では，三菱化学メディエンス株式会社が唯一の検査機関として公認されている。

4）検出されても処罰の対象とならないが，尿中濃度が規定を超えると意図的な使用として報告される。

5）分子を構成する炭素の同位体比から，生体由来ステロイド（生理的なもの）と合成ステロイド（外から与えられたもの）を識別する。

6）シー・フォスと読む。タンパク質遺伝子の発現を誘導する転写因子である。

7）心停止をきたすことがある。

8）growth hormone

9）erythropoietin：省略形の EPO は，エポと読む。

10）赤血球の他に，顆粒球，リンパ球，単球，巨核球へと分化する。巨核球は血小板を産生する。

11）human chorionic gonadotropin

12）胎盤の一部である胎児の栄養膜合胞体層で産生される。

13）gonadotropin-releasing hormone

14）luteinizing hormone

15）follicle-stimulating hormone

16）異化とは，分解するという意味である。

索　引

索　引

著者略歴

守屋文夫（もりやふみお）

1959 年　岡山県に生まれる
1982 年　岡山大学薬学部卒業
1984 年　九州大学大学院薬学研究科（特別聴講学生）修了
1984 年　岡山大学大学院薬学研究科薬学専攻修士課程修了
1984 年　岡山労災病院薬剤師
1985 年　岡山大学医学部助手（現 助教）（法医学）
1992 年　南カリフォルニア大学医学部客員研究員（病理学）
1994 年　高知医科大学助教授（現 高知大学医学部准教授）（法医学）
2008 年　川崎医療福祉大学医療福祉学部教授（医療福祉学科）
現　在　川崎医療福祉大学保健看護学部長・教授（保健看護学科）
　　　　博士（医学）
　　　　日本中毒学会認定クリニカル・トキシコロジスト

薬理学　第3版
臨床薬理の基礎から濫用薬物まで

2013 年 4 月 2 日	初版発行
2018 年 3 月 1 日	第 2 版発行
2022 年 3 月 15 日	第 3 版発行

著　　者　　守屋　文夫

発　　行　　**ふくろう出版**

〒700-0035　岡山市北区高柳西町 1-23
友野印刷ビル
TEL：086-255-2181
FAX：086-255-6324
http://www.296.jp
e-mail：info@296.jp
振替　01310-8-95147

印刷・製本　友野印刷株式会社
ISBN978-4-86186-848-1 C3047　Ⓒ MORIYA Fumio 2022
定価はカバーに表示してあります。乱丁・落丁はお取り替えいたします。